知是派 | 回归常识 重新想象
ZHISHIPAI | COMMON SENSE & IMAGINATION

手到病自除

【增订精华版】

常见病反射区
自愈疗法（上）

杨奕 许哿——著

1

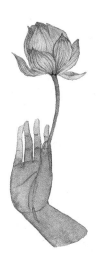

江西科学技术出版社

图书在版编目(CIP)数据

手到病自除. 1, 常见病反射区自愈疗法. 上 / 杨奕,
许晢著. — 南昌：江西科学技术出版社, 2018.1 (2023.8重印)
　　ISBN 978-7-5390-6103-0

　　Ⅰ.①手… Ⅱ.①杨… ②许… Ⅲ.①反射疗法－基
本知识 Ⅳ.①R244.1

中国版本图书馆CIP数据核字(2017)第250753号

国际互联网(Internet)　　　地址：http://www.jxkjcbs.com
选题序号：ZK2017230

手到病自除1：常见病反射区自愈疗法（上）　　　　　　　　杨奕　许晢　著

出版发行	江西科学技术出版社	
社　　址	南昌市蓼洲街2号附1号　邮编：330009　电话：0791-86624275	
	传真：0791-86610326	
经　　销	各地新华书店	
印　　刷	北京世纪恒宇印刷有限公司	
开　　本	700mm×980mm 1/16	
印　　张	15	
版　　次	2018年1月第1版　2023年8月第9次印刷	
字　　数	182千字	
书　　号	ISBN 978-7-5390-6103-0	
定　　价	49.80元	

赣科版图书凡属印装错误，可向承印厂调换

赣版权登字-03-2017-357

版权所有 侵权必究

如发现图书质量问题，可联系调换。质量投诉电话：010-82069336

增订版说明

《手到病自除》系列自2009年出版发行以来，深受广大读者的喜爱，销量过百万，影响人数过千万。很多朋友说，用了书中介绍的调理方法，自己和亲朋好友的身体都出现了许多可喜的变化；更多的朋友则把这套书作为一份健康礼物送给了自己的亲朋好友，让周围的人也能从中受益。在此，我们真心感谢广大读者一直以来的信任和支持。

书籍面世至今，很多热心读者来信来电和我们探讨书中的方法，提出困惑和建议。我们在为读者真诚解答的同时，了解到广大读者按照书中的方法，不仅调理好了失眠、哮喘、肩背痛、冠心病等常见疾病，而且在辅助调理乳腺小叶增生、乳腺癌、肺癌等重疾方面也起到了很好的效果。不少读者甚至不顾路途遥远，专程赶到天津来深入学习。这些都让我们深深感到重新增订本系列图书、推广这项健康方法的必要性。

此次再版，我们同步修订了《手到病自除1》《手到病自除2》和《手到病自除3（图文版）》，并且将之前出版过的"儿童版手到病自除"——《福从足下生》重新做成了图文版，把作者至今出版过的4本书做了系统梳理，以帮助大家更好地理解和操作，解决读者们多年来反馈的所有问题。

我们衷心欢迎各界有志于振兴中华医学养生的人士和广大读者积极为《手到病自除》系列图书提出宝贵意见和建议，使本系列图书臻于完善，携手为中国百姓的健康贡献绵薄之力。

目录/
Contents

人之足如树之根
——足部八大反射区的功效 / 021

第二章

身体处处皆福田
——特效反射区的功效 / 053

第三章

腰好腿好一身轻
——上肢疾病的调理方法 / 093

健步如飞筋骨壮
——下肢疾病的调理方法 / 131

耳聪目明精神爽
——轻松应对五官科常见疾病 / 155

百病渐消清福来
——如何增强皮肤的免疫力 / 201

前言
人生多道场，疾病乃修行

　　人生所有的际遇都是缘分，在我看来，人和疾病的相遇更是一种缘。佛语说，修行人应带三分病，才知道要发道心。我人生最关键的两个转折点，都是因为疾病。

　　第一次是16岁那年，因为胃溃疡，我遇到了山东淄博的薛老爷子，不只治好了病，还被恩师收于门下学习针灸推拿之术，从此结缘中医，痴迷其中。

　　第二次是1992年女儿大学毕业，我帮她减肥，想到了纯自然无伤害的反射疗法，严格按照反射疗法坚持了两个月，结果女儿一下子减掉了45斤。就此，我与反射疗法结下了不解之缘，在行将知天命的年纪，开始了另一段人生。

　　实践出真知，空谈不如实干。摸过了成百上千双脚之后，我如履薄冰般把这些经验之谈讲出来，没想到在《养生堂》等很多健康节目上大受好评，花甲之年还出版了自己的书。

如今，年近八十的我面对《手到病自除》系列的再版，忐忑而开心。忐忑的是这套书能不能在 8 年之后，还受到认可；开心的是，我有机会把图书出版后这几年来的一些新体悟梳理出来，拾遗补阙。在此过程中，我知道自己要对得起每一个读这套书的人。

我把之前出版过的 4 本书重新做了全面梳理，一字一句地认真看过、改过，框架更清晰、内容更精准，相信可以让读者感受到它们的焕然一新。还是老样子，我不会讲太多原理性的东西，讲了您可能也记不住，记住了可能也不会用，更不知道在哪儿用。我就告诉您我在这么多年给别人治病的过程中总结出来的最有效、最简洁的方法，您直接拿来用就行了。

在《手到病自除》第 1 册和第 2 册中，我选取了 80 余种常见病和慢性病，包含了内科、骨科、五官科、男科、妇科、儿科、皮肤科等各个方面。其中很多疾病都提到了不止一种调治方法，您就选择最适合您的就可以了。同时书中还介绍了诊病治病过程中最常用到的几个反射区，包括人体最大的药田——足部反射区，以及耳部、手部、背部、小腿一些特效反射区。您不用担心记不住，我已经把它编成了很多顺口溜，相信您能轻轻松松地看懂并学会。在治疗方法上，既有生克补泻法、四位一体法等，又有推拿、拔罐、敷云南白药、贴耳豆等与之搭配。总之，就是要让大家用起来更加得心应手，并能举一反三。其实，"万变不离其宗"，您只要掌握了反射疗法的原理，就能找到最适合自己的方法，甚至变成另一个杨奕。

选取这些疾病和调理方法的依据主要有两个：

一是我多年从事反射疗法的实践经验，这些病都是我曾经治好过的。我经常遇到一些中西医都很头痛的疑难杂症，这时我就会在全息胚的反射区上，尝试着给患者综合调理，往往能取得不错的效果。我把这些方法记录下来教给大家，希望可以传播开来，让更多的患者摆脱病痛。

二是读者的反馈。我的书上市以后，很多读者通过电子邮件或网站留言，与我分享他们用书中方法调理身体后的心得体会。无论是在互联网上，还是在健康演讲会现场，我总能碰到很多因病求助的人。有些读者甚至反过来启发我："杨老师，反射区疗法能不能与别的疗法结合起来呢？"这些宝贵的意见和建议虽然不能一一回复，但都记在我的脑子里了。它们时刻提醒着我，如何治疗更多的疾病，如何搭配不同疗法从而获得更好的效果。可以说是患者和读者共同勉励着我不断地进步，才会有《手到病自除》系列增订精华版的问世。

岁月荏苒，不觉间我已走过了半个多世纪。回首近八十年的人生路，虽然坎坷不断，一路磕磕绊绊，庆幸的是，我帮助了一些人，做了一些有益的事，没有让光阴虚度。

人生路上总有很多艰难困苦的时刻，生一场大病时，听之任之还是自求多福，起心动念之间就确定了走向。人生处处是道场，修心修佛修性命。愿大家都能拥有手到病自除的信念，修得健康无量，合家美满，幸福安健！

杨 奕

2017 年 8 月 于天津

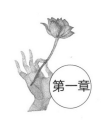

第一章

善用全息反射区，
万福皆从足下生

全息反射区是人体疗愈的百草园

全息反射区能全面反映出人体病灶器官的很多不适。拿脚
来打比方吧，脚底的反射区会根据身体的健康情况发出不
同的信号，我们很容易就能捕捉到这些信号，从而能提前
发现身体的隐患，把疾病扼杀在萌芽中。

很多人年轻的时候工作很拼命，那时候身体壮，什么小病小灾的也都能
扛得住，可一到了四五十岁，毛病就来了。

人年轻的时候就像一辆新买的车，人们都知道定期给车做保养，却很少
有人说要定期给身体做保养，一个劲儿地耗，到了四五十岁，这长期没保养
的"车"，"零件"都磨损了，大大小小的病自然就冒出来了。

很多人开始关注自己的身体是从得了病以后开始的，没病的时候觉得身
体就是该为自己奉献的苦劳力，从来也不说去安抚。时间长了，身体当然就
不干了，只有用生病的方式引起您的注意。

人生病后只能是做亡羊补牢的工作了。那能不能让这只羊从一开始就不
会丢呢？有一个办法，就是定期检查羊圈是不是有窟窿。要想身体没毛病，
就不能等有病的时候再去吃药、打针，不仅费钱、费时，还累心，最后搞得
全家老小都不得安宁。

我一直觉得，咱们的身体皮实着呢，它没什么高要求，只是想让您经

常关心它罢了。有些人可能说了，怎么关心呢？我天天吃降压药，肝、肾都不舒服；我经常抽烟，肺不太好。那总不能剖开肚子去摸摸我的肝、我的肺吧？

当然不用！这就要说到人体反射区的好处了。不只是五脏六腑，还有您的眼睛、鼻子、嘴巴、耳朵等器官，在您的脚、手等全息胚上都有相对应的反射区。刺激这些反射区就能调理好相应器官上的种种不适。

用这种反射区疗法经常安慰您的五脏六腑和各个器官，就相当于定期给身体这台"车"做保养，不用等到"车"出毛病后再去大修大补了。

什么是全息胚

我们的身上有很多全息胚，比如耳朵、小腿、足部、手部、腹部、背部、虹膜、舌等。这些全息胚上面都有完整的五脏六腑的反射区，每一个全息胚就相当于一个缩小的人体，里面处处都有健康的慧根。

全息胚理论最早是由山东大学的张颖清先生研究后提出的。张颖清先生认为，所有动植物都是由全息胚组成的，它包含着生物整体的全部信息。

这样说，大家可能有点儿费解，我来给大家举些例子：剥一个蒜瓣儿种在土里，过段时间就能长出一棵蒜苗来，埋下去的那个蒜瓣儿变成了一头蒜；以前家里插葡萄，剪一段葡萄枝插在土里，不久就会长成一棵葡萄藤；把土豆的一个芽眼种下去，也能长出一个完整的土豆。这里的一个蒜瓣、一段葡萄枝、一个土豆芽眼就是全息胚。

人身上无处不在的全息胚就是能使生命保持健康的种子，平时只要您好好浇灌，它就能结出健康的硕果。

什么是全息反射区

到底什么是全息反射区呢？我举个例子，比如您住在18层的18室，我在单元门楼下按1818，那么，您家的门铃就会响，别人家的一定不会响。人体反射区就像这些数字，而我们的脏腑器官就是住户和门铃，它们之间是一个准确对应的关系。

比如，足底这个全息胚上就有胃的反射区，用各种手法刺激它，人体里的胃"这户人家"就有感应。它家的"门铃"响了，它就知道：哦，我有毛病了，该调理了。这样就相应地把胃的自愈潜能给调动起来了。

简单来说，刺激人体的反射区就能激活人体的自愈力。

前两年看到一本书，说是在给患者准备手术时，患者突然腹痛得厉害。无奈之下做了一系列化验，耽误了好几个小时，查出患者是急性阑尾炎。如果大夫懂一些反射疗法，在脚上摸一摸，就能准确判断出患者的疾病，从而减少患者的痛苦。

全息反射区的治病原理

反射区往往能反映出人体病灶器官的很多问题。拿脚来打比方吧，脚底的反射区会根据身体的健康情况发出不同程度的信号，我们很容易就能在脚上发现它。

像脚上的子宫反射区，如果一摸这里感觉酸痛或有疙瘩，就知道是子宫出了问题，因为这个反射区连着子宫嘛。这时候我们就揉一揉、推一推、按一按，把这个疙瘩给捻开，就能让全身的循环重新通畅。路通了，垃圾没了，那病不就好了嘛。

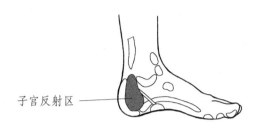

子宫反射区

子宫有什么毛病，按揉您的脚后跟就可以解决。

全息反射疗法的由来

用全息反射疗法治病，主要是能让人做到不存病。所谓"上医治未病"，反射疗法就是让您通过身体上的各个反射区来把疾病消灭于萌芽状态，尽早调治，根本不让病有发展的机会，自己给自己当上医。

您身体哪里不舒服，那与之相对应的反射区上一定有反应，按起来就会特别疼。今天胃不舒服，去揉一揉胃反射区；两三天没解大便了，赶紧刮一

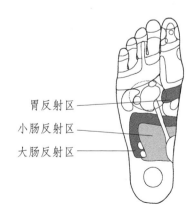

胃反射区
小肠反射区
大肠反射区

每天刺激脚上的大肠和小肠反
射区，就能摆脱便秘一身轻。

刮小肠和大肠反射区，不用等到胃下垂、胃溃疡、肠癌的时候再去找医生。学会了反射疗法，哪里的反射区不通畅，您的手就到哪里给它疏通，疏通顺畅了，对应的脏腑器官就没病没灾了。

远古时期的南非、埃及和我国都有过足部按摩的记载，这些都是全息反射疗法的雏形。现在，我把我学习和使用这个方法的一些心得与大家分享，希望大家在学会全息反射疗法后，不仅能保护好自己的身体，还能保护好家人和朋友的健康，这也算是为继承和发扬老祖宗的遗产做些力所能及的事情吧。

傻瓜式反射区疗法，精准又安全

通过全息反射区治病能够十分准确地直达病灶，不会扰乱
我们身体内部器官的和谐关系。这种疗法简单易行，您只
需要毫不客气地在自己身体的反射区上找"别扭"，把这些
"别扭"折腾得不别扭了，您也就健康了。

现在人们得的病是越来越稀奇古怪了，这与环境的变化和人们的不良生
活习惯都有关系。所以，我建议大家平常没事儿的时候要把自己身体的反射
区都揉搓到。天天这么坚持，像心脑血管疾病、肝胆疾病、肠胃疾病、泌尿
系统疾病等慢性病都将与您擦肩而过。

其实很多烦人的慢性病都是人们自己"娇惯"出来的。比如说，现在患
高血压的人特别多，很多人都是药不离身，一顿不吃，就开始暗示自己："我
肯定快晕了，我今天忘记吃药了。"如果您学点反射疗法，每天点按双脚大
拇指根部的大脑反射区，坚持下去，就会有很好的疗效，不用再天天用药养
病了。

这么多年来，我一直在用全息反射疗法给人养生治病，在这个过程中，
我发现它有以下几大优点：

远程遥控，精准对应

几年前，我有个学生，他夫人乳房靠近腋下的地方长了一个特别大的硬疙瘩。当时我一摸她脚上的乳房反射区，发现很干净，啥都没有。我想，这不是乳房有疙瘩，那是不是乳房周围出了什么问题呢？我又按她脚上的肋骨反射区，她立马"嗷"的一声叫开了。我一看，确实不是乳房的问题，是肋骨的问题。一问才知道，她前几天肋骨碰着了。所以说，用反射区诊病非常准确，把脉都不一定有这么准。

摸反射区就能知道身体的毛病，不但准确，还非常直接。比如，您一摸他的眼反射区，他喊疼，那他肯定是眼部有问题；您摸他的三叉神经反射区，他觉得酸疼，或者里面有个软包，那他就是三叉神经出了问题。

不入虎穴，也得虎子

用反射区来治病，说得简单一点就是在反射区摸摸、揉揉、搓搓，或者用按摩工具辅助一下。这种方法最大的好处就是，不用打针、不用吃药，肝、肾绝不会受到伤害。通过按摩反射区就能直达病灶，而且十分准确，完全可以做到"不入虎穴，也得虎子"。

打个比方吧，手破了，吃止痛药的话，药要先经过食道、胃肠器官等消化，然后进入血液，再从血液转到手上。这么一折腾，估计那点药也没剩什么了。大部分药都留给了肝、肾，造成了不可挽回的伤害。

用反射区来治疗，效果就不一样了。左手破了，我就揉一下同侧的脚趾头，比吃止痛药效果快很多，而且还非常管事儿，根本不用让身体遭那么大的罪。也就是说，用反射区治病完全不会扰乱我们身体内部器官的和谐关系，更不必去病灶区折腾，只要在相应的反射区施以刺激，就能轻松遥控疾病，不必亲自潜入敌方阵营也能将之一举歼灭。这才是保持健康的智慧之法。

傻瓜式操作，一学就会

我一直强调，反射疗法是最自然、最"傻瓜"、人人一学就会的方法。为什么呢？因为您只要在反射区上找到痛点，就等于找到了病根。

通过这么多年的临床经验，我总结出了一个道理：调病、治病就是跟身体找"别扭"。

没事儿的时候按按这些反射区，在这些地方找找"别扭"，发现酸痛、有疙瘩或其他异物时，那肯定是相应的脏腑出了问题。这时候不要避开它，而是要给它找"别扭"，把那些有毒之物揉开、揉化了，把"别扭"理顺就行了。

流水作业，环环相扣

反射疗法集诊断、治疗和保健于一体，是一个流水线作业。通过反射区，就可以直接摸到脏腑器官的毛病，摸到以后，顺手就把病给治了，一分钟都不耽搁。

比如说，您推推小腿上的胃区，感觉酸疼，这表示胃不太好。如果只是酸痛没有疙瘩的话，那说明胃没什么大的毛病，这个时候就赶紧每天多揉揉胃反射区，不要等到胃开始疼了，或者胃溃疡了再治疗。再比如说这会儿打嗝，您就在脚上横膈膜反射区有痛感的地方推推，就管事儿了。消化不良或腹泻，就在脚后跟相应反射区"当当当"敲几下，也会有很好的疗效。

一些生了大病和手术后的患者也可以用反射疗法来减轻痛苦，但有出血症状的患者不可采用。对此，我自己就有亲身体会。多年前，我偶然发现自己脚上的肾反射区有褐色的斑点，斑点下面还有硬的阳性物，按上去感觉很疼。我就说："看看！老师的肾里头可能长东西了！"女孩子们当时就哭了，男孩子们呢，都瞪大了眼睛看。我说："离哭那天还远着呢！咱们拿自己做个试验看看！"

我用的方法就是每天吃一粒云南白药里的保险子，然后在反射区上外敷云南白药，再用砭石棒在足部肾反射区上的痛点处刺激，每天 3~4 次，每次 10 分钟。8 天过后，那个疙瘩没了，褐色斑点也消失了。

我经常开玩笑说，眼见不一定为实，摸过才知道真相。

记住，您掌握的知识越多，方法越多，就越能得心应手。把这些知识和方法结合起来，并且用心去做，不仅能给自己带来健康，也可以最大限度地帮助到别人。真正是心到手到，手到病除。

每个反射区都有自己的看家本领

足部反射区对身体问题的反应最为明显。除此之外，耳朵、
小腿、手部和背部反射区与足部一样，都属于全息反射区。
它们各有各的特点，如果能够将其与足部反射区搭配起来
使用，效果事半功倍。

足部位于人体的最末端，它对身体毛病的反应最为明显。您如果身体不
舒服，就可以随时查找，并进行自我调理。耳朵、小腿、手部、背部等与双
足一样，包含着全部的生命信息，只是人们对它们的挖掘不及足部那么深入
罢了。

而耳朵、小腿、手部、背部等反射区各有各的特点，您如果能根据不同
情况，将其与足部反射区搭配起来使用，效果往往会事半功倍。

比如，耳朵上的反射区异常敏感，见效是最快的。但是耳朵本身很小，
且不照镜子的话自己根本看不见，所以上面各个反射区的位置不太容易找
准。另外，身体有什么毛病的话，耳朵上相应的反射区按起来会钻心的疼，
很多时候自己根本下不了手。但也正因为它有这个特点，耳部反射区特别
适合用于检测疾病，您一抬手就能摸到它，所以平常没事儿您就在上面找痛
点，找着后就使劲儿点按——这实在是一个不花钱的测病、防病的好办法！
我在书中会向大家介绍一套简易耳操，每天坚持练习，就能把日常的全身保

健做得差不多了。

小腿反射区的优点是操作起来非常方便，但它调理的主要是脏腑，涉及的外部器官不多，主打肝、肾、脾等内在器官，对鼻子、颈椎等地方没怎么"用心"。小腿反射区不涉及心、肺，所以说小腿反射区是个没心没肺的"偏才"和"怪才"。也正因为这种特性，它在调理其他脏腑，尤其是防治糖尿病、脾胃病等方面，往往一马当先、屡建奇功。

手部反射区是我诊病的第一步。一般有患者来找我，我都是先看看他的手，初步诊断他可能有哪方面的疾病，再结合足部反射区做进一步观察，就可以下定论了。而且从手部诊断疾病往往很准，尤其是一些慢性病，通过手部反射区能够做到对疾病的先知先觉。

背部反射区有各种俞穴，主要是从根子上来治理脏腑疾病以及由此引起的一些不适。使用背部反射区的方法，主要是拔罐和推背，这两个方法都需要家人的配合，也都是平时常用的保健之法。

知道了以上几大全息胚的特点之后，您就可以把它们搭配起来使用了。

比如，家人帮您在背部拔罐调理肾脏毛病的时候，您就可以在每晚泡脚后自己按摩足部泌尿系统反射区，然后用云南白药贴敷脚底的肾反射区。您还可以自己点按耳朵上的肾、输尿管、膀胱反射区来帮助提高疗效。

搭配使用反射区的优点是：当您身体不舒服时，可能在某一处反射区上没有摸到明显的阳性物。什么是阳性物呢？就是在反射区皮肤下组织里出现的气泡、肉疙瘩、条索或小实块，这是疾病不同程度的表现。这时候您先别断言自己没事儿，而要在其他全息胚反射区上再找找，做到有效排查。一旦发现反应敏感点，就多去点按它，把敏感处揉到不再敏感，身体就没事了。

也就是说，几个全息胚反射区之间是同气相通、互相辩证的关系，不存在哪个最好、哪个最有效的说法，您身上哪里反应最敏感，哪里就有治病效果最好的灵丹妙药。

前几年，我们接诊了一位中风老人，时年73岁，经医院确诊后到我们这里进行反射疗法调理。开始的时候是她儿子背她上的二楼。经过三次调理之后，她自己能扶着扶梯一步一步地下楼了。她儿子高兴地说："太好了，没想到这么快就有效果了！"

后来在巩固调理中，我们又给她做手部反射区。在配合手疗时，发现老人右手肺反射区突起，表面有个直径0.8厘米左右的阳性物。我问她："多长时间了？"老人说有两年了，医院诊断为肺癌，打针、吃药、做化疗，折腾了将近两年的时间，病情没恶化，也没减轻。但经过长期的药物刺激，她又得了药物肝。我摸着她手上突出的肉包，又进行了仔细的望闻问切。我问她吐的痰是什么颜色的，她告诉我她吐的是黑痰，有铁锈味。我记起之前在一本中医古籍中见到过这样的情况，极像是肺痈的症状。

于是，我们同时在老人的手和脚上，加强肺反射区和其他呼吸系统反射区的刺激，并建议她喝新鲜的甘草水。经过10天的调理，老人的中风痊愈了，肺痈的体表特征也消失了，没有痰，更没有了铁锈味。老人十分兴奋，逢人便说："没想到，摸摸手、划拉划拉脚就把两种病都治好了。"现在已痊愈十几年了，老人依然健在。只要见了面，她就激动地拉着我，感激之情溢于言表。

按一按、摸一摸，唤醒沉睡的自愈力

人体自身的免疫系统本来非常完善，只不过我们过度依赖
现代医学而弃之不用，就形成了惰性。反射疗法其实就是
保护与增强人体与生俱来的免疫能力，通过按摩来激发免
疫系统的建立和完善，激活人们自身的自愈能力。

　　简单来说，反射疗法就是通过人体正常神经的反射弧，将刺激传递到目
标位置，激起受刺激者的自愈力，从而对目标位置起到调理和改善的作用。

　　大家千万别小看人体的自愈能力。我们人体自身的免疫系统本来非常完
善，只不过我们过度依赖现代医学而弃之不用，就形成了惰性，最后人体自
身的免疫力也不能为人体所用。免疫系统的破坏和缺失也是现在慢性病发展
的重要因素之一。反射疗法其实就是保护与增强人体与生俱来的免疫能力，
通过按摩来激发免疫系统的建立和完善，激活人们的自愈能力。

　　1999 年，我接诊了一位糖尿病患者。首先，我用足部全息反射疗法给他
做了整体诊断，发现在他脚上的肝部反射区有包块。后来通过问诊，患者反
映医院已确诊为肝囊肿，7.3cm×5.8cm 大，但因生活困难，难以负担高昂的
治疗费用，所以当时决定暂时搁置不管。我和患者及其家属沟通了一下，想
用足部全息反射疗法试试。于是，我便开始为他进行调理治疗。在全足反射
区都做调理的情况下，重点加强肝、胆、脾、脑垂体、肾上腺、所有淋巴反

射区及消化系统和排泄系统。与此同时，我采用了癌根 1、癌根 2、癌根 3 三点进行配合调理。虽然囊肿不是癌，但它也是一种淤积，我在这三点每点都做顺 36 下、逆 24 下的平衡疗法。不间断地连续调理了六次以后，患者再去医院检查，报告上赫然写着肝区无任何占位性病变。患者悲喜两重天，我俩相对而泣。

接触反射疗法的三十余年来，我们认识到人体蕴含着巨大的自愈力，能够自生的就能自灭，能够自己萎缩的就能自己再生。而实现自愈力的前提是要给予一定的刺激。经过长期的实践，我确信对足部反射区的刺激能最大限度地增强人体自身的自愈能力。在目前看病难、看病贵的情况下，我们在临床中应用全息反射疗法——无创伤、无介入、无副作用且经济实惠的方法，能够缓解这种状况，为国民造福，为整个人类造福。

大病可化小，小病能化了

反射疗法能够祛除病根，做到大病化小、小病化了。但是
为什么有的读者严格按照我书中的方法去做，效果依然不
明显呢？是没有好的心态和坚定的信念使然。疾病来临之
时，您一定要树立一个坚强的信念：健康由我不由天。

很多人说反射区按起来非常痛，有时候坚持不下去，尤其是按耳朵上的
反射区，实在是痛得受不了。还有人说刚开始练拍手的时候，也是疼得忍不
住，有的人还拍得手上起了裂口或白刺。我想说的是，对于这些痛苦，您一
定要忍住。短痛总比长痛强，不通则痛，调通了、健康了，就没有痛感了。

反射区上有疙瘩和堵塞，就得赶紧把它揉开。您可以用按揉推刮的方法，
也可以用拔罐的方法，还可以用云南白药贴敷法把反射区的毒素渗透分解。
记住，舍得一时之痛，才能把病彻底除尽，才能让身体拥有一个良好的内环
境，从而赢得一个健康的体魄。这个过程就是有舍才有得。

生活中的很多事情跟用反射疗法祛病是一个道理。我出完第一本书后，
很多朋友尤其是同行的朋友都说我："您把自己这点儿老底儿都抖搂出来了，
不怕断自己的后路、丢自己的饭碗吗？"反射疗法是我谋生的饭碗不假，但
它更是老祖宗留下的东西，不是我自己的，我学会了，把它教给更多的人，
看起来是舍出去了，但每次看到读者的留言，说他某方面的问题正在慢慢改

善，我就觉得心里挺美的，心态越来越好，人也越来越快乐，这种感受是花多少钱都得不到的。

得病的人心理一般都非常脆弱，这对治病十分不利。实际上，只要治疗得法，谁都可以大病化小、小病化了。为什么有的读者严格按照我书中的方法去做，不怕疼，也坚持下来了，但效果依然不明显呢？是没有好的心态和坚定的信念使然。俗话说"得病如猛虎下山，祛病如棉里抽丝"，稳下心来，慢慢调治。疾病来临之时，您一定要树立一个坚强的理念：健康由我不由天。

我曾经在电视台的一档节目里说：没有谁能一辈子不遇上点坎坷的。什么是坎坷？坎坷叫一生，幸福叫时刻，一时一刻加一块儿，75分钟，人这一辈子的幸福只有75分钟，剩下的都是坎坷。小到您喝点儿开水烫着嘴了，大到得了某一种病，都算是生命中大大小小的坎坷。有坎坷不要紧，努力去战胜它，每战胜一个坎坷，您就离幸福近了一步。

遇到坎坷以后，您千万不能钻牛角尖。比如，外头飞进来一只蚊子，把您的胳膊咬了，您就想跟它玩命，"我非逮着这蚊子不可"。但这只蚊子最后飞走了，您报不了这个仇了，还有必要跟它较真吗？要我说，您就把那些不良情绪和惹您生气的事都当作蚊子，不理它，更不要把它放在心里，就不会活得那么累了。

心到佛知，手到病除

健康本身是一种修行，身体的反射区就是健康和福气生长
的福地。要敬重自己的身体，学会惜福。对朋友尽"关心"，
对父母尽"孝心"，对子女尽"爱心"。只有这样，才能为
他们求得健康，更为自己修得福报。

很多人得了病以后都觉得很痛苦。为了尽快恢复健康，有的人去拜佛，
求佛祖保佑自己和全家人平平安安。

其实，在我看来，健康本身就是一种修行，所以，它不是求来的，而是
修来的。我们自己就是自己的佛。

佛从哪里来？怎么修？我觉得身体的反射区就是健康和福气生长的福地。

我们身体的每一部分都是一个全息胚，也就是说我们身体里本来就有很
多健康的胚芽，就看您如何去浇灌，从而让身体开出健康的花、结出福报的
果了。

要想让我们的身体不生病，首先要敬重身体的这些福地，那么平时就
不能不管不顾，让它荒废了。您没事儿的时候，按我说的方法经常给自己的
反射区做做保健，激活它们，就等于是在给身体的这些福地松土、浇水、施
肥了。

自然，当身体有哪些不舒服的时候，这些福地一定会发出某种信号告诉

您，是缺水了、缺肥了还是该锄草了。

身体里风调雨顺，土好、水好、肥足了，自然是只生健康不生草。过去我有一个朋友说，"人"字这一撇是天神，这一捺是魔鬼，我们"人"，既有天神做好事的一面，也会有私心杂念的一面。所谓做人、修福、惜福，不是说要把私心杂念彻底摒除，而是要找到彼此之间的平衡点，把它摆正。

这个摆正的过程，在我看来，就是一种修行。您修自己的道德，修自己的心地，怀着一颗慈悲之心和对身体的敬畏之心，您就是一个大写的"人"。

很多时候，得病让我们学会了惜福，学会了珍惜现在的日子，知道很多事情要尽早去做。

那么，我们对待家人和朋友都要有一颗慈悲之心。它不是怜悯，而是一种发自内心的关爱，一种坦然面对得失并且及时行善的心境。

在帮别人化解病痛的同时，对自己在技术上也是一个提高，在心性上更是一种锻炼。同时，对病者，不仅要打开他的心扉，也要在心理上给他一种调整和治疗。在治疗的过程中要用心，只有心到才能佛知，手上才有祛病的神助之力。

我自己一生中坎坷不断，但一直致力于在修身中修佛，近些年来，做了些利国利民的事。四百万册书的销售，给我带来了不下一千万的书迷和粉丝。人们的感激之声不绝于耳，但同时也有一些不友好甚至过激的言论。这时我的学生给我打电话说："老师，这是羡慕嫉妒恨，您又长学问了吧。"另外，成都的一位书法家送给我一副对联：能遭天磨乃铁汉，不遭人嫉是庸才。这副励志的对联给了我很大的力量，这就是正能量，它一直鞭策着我更加努力地学习和工作。

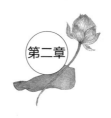

第二章

人之足如树之根
——足部八大反射区的功效

足部是人体最大的药田

中华反射好疗法，保健理疗进万家。四面梳理多推按，再
把足趾来牵拉。摇足抖足各九下，踝部关节多顺滑。活动
气血推小腿，万里之行始足下。

平时您可能很少注意自己的脚，每天把它藏在鞋里算了事儿，充其量每
天泡泡脚，女同志涂点儿指甲油，给脚美美容。

不过，现在大家对脚也越来越重视了。我教给您的方法都是我这么多年
自己摸索出来的，它不只是让您的脚舒服那么简单，而是集诊断、保健和治
病于一体的。而且，您家里只要有一个人会，就可以保证全家人的健康了。

我有一个朋友，她丈夫有糖尿病，女儿心脏有问题。我用足部反射疗法给她
丈夫调理过一段时间，效果比较明显，后来我就把全足按摩的方法教给了她。一
开始她每天给父女俩做足部按摩，后来一周做一次，一直坚持了两年多，现在全
家人都健健康康的。您用我教给您的方法也可以成为全家人健康的福星。

可能对很多人来说，一下子就学会足部反射疗法不太容易。考虑到这一
点，我把足部的八大反射区编成了一个朗朗上口的顺口溜，您只要记住这个
顺口溜，再记住我在书中介绍的几个基础手法，坚持下去就可以轻松地把自
己和家人的健康牢牢地握在手里了。

不管是给自己做，还是给家人做，在做足疗之前，准备活动不能少。下
面这个顺口溜，您要先记住了：中华反射好疗法，保健理疗进万家。四面梳
理多推按，再把足趾来牵拉。摇足抖足各九下，踝部关节多顺滑。活动气血
推小腿，万里之行始足下。

足部基本反射区：消炎消化泌尿系统保健区

首先点按肾上腺，消炎退烧管戒断。腹腔神经刮压全，腹
胀腹泻得安然。排泄四区成一线，肾管膀胱紧相连。足跟
内侧一斜线，阴道尿道居中间。

首先点按肾上腺，消炎退烧管戒断

如果说脚一向不怎么被重视的话，那脚心就更是被忽略了。有人洗了脚、洗完澡，总是随便擦一下脚面就行了，从来不擦脚心。这样，所有的寒气和脏水顺着脚心就传遍了全身。事实上，脚心的作用可大着呢，我们不仅不能忽略脚心，还应该对脚心给予高度的重视。

当家里人突然晕倒、发热或有炎症的时候，点按脚心的肾上腺反射区5分钟，都能有很好的效果。我还经常用这个反射区帮助人戒烟、喝醉酒后催吐等。

说到这儿，我想起十几年前，我曾经给一个老先生治中风，但是治好后他看起来却并不高兴。

我觉得很奇怪，就问他："老哥，您中风都好了，还愁啥？"他见我这么问，一开始有点不好意思，后来就直接说了。他说："我抽了一辈子烟了，可是现在一抽就呛，而且嘴苦，想抽又不想抽，这样心里闹腾着，难受！"我这才明白过来，就跟他说："老哥，您别着急，您这个不想抽烟是我给您弄

的。因为我看您的烟有点儿过量，所以在做恢复治疗的同时有意多点了点您的肾上腺反射区。多点这个肾上腺反射区，能使身体对尼古丁的需求得到满足，您自然就不怎么想抽了。"他听完我的话才明白是怎么回事，终于不再犯嘀咕了。回家后，他自己坚持每天按揉肾上腺反射区，以前一天是四包烟的量，现在减少到两包，身子骨一直很硬朗。

另外，现在人应酬多，喝多是常有的事儿。谁都知道酒多伤肝，而且喝多了往往很难受。家人可以双手点按他的肾上腺反射区，用点儿强力，点按5分钟左右。这时候要随时准备躲闪，他可能随时都会把酒吐出来，但是酒一吐，他就轻松多了。

肾上腺反射区虽好，但也不是什么人都能用的，血压高的人就要少点按它，因为它有升压的作用。那么相应地，血压低的人平时多点按肾上腺反射区，就能很好地调整自己的血压。

腹腔神经刮压全，腹胀腹泻得安然

腹腔神经丛反射区也在脚心，位于肾反射区的两侧，也就是我们平常说的涌泉穴的位置，它主要管咱们肚子上的这些事儿。

如果您突然出现肚子胀或者拉肚子，用两只手使劲儿点按腹腔神经丛反射区10分钟，肚子立马就舒服多了。还有很多女同志经期腹痛，那平时就要多点按这个区，尤其是在月经来之前的半个月，每天每只脚点按10分钟，坚持一段时间就会有明显的改善。

排泄四区成一线，肾管膀胱紧相连

肾反射区在肾上腺反射区下面，脚底"人"字形交叉下凹陷处；输尿管反射区是连接肾反射区与膀胱反射区的一条弧线；膀胱反射区位于脚底底部与脚底内侧交界处，足跟前方。有肾炎、肾结石或者尿急、尿频、尿痛等症状的人，一定要高度重视这几个反射区。

老年人一般都肾虚，很容易腰膝酸软无力。还有的人要么尿频，要么尿路不畅或尿里出现蛋白。很多人开始以为是急性肾炎，结果治来治去，把急性的治成慢性的了，身体上和心理上都非常痛苦。

这种情况就可以用足部反射区来调治肾脏疾病，首先要经常做全足的按摩，然后重点梳理肾上腺、肾、输尿管、膀胱、尿道等反射区，而且还要把能够消炎的脾、上下淋巴等反射区都梳理梳理。每天分别用点按、推刮等方法做 15 分钟。

足跟内侧一斜线，阴道尿道居中间

尿道和阴道反射区在脚内侧，治疗尿频、尿急、阳痿、早泄、阴道炎等，效果非常好。

我们做足底保健就像平时打扫房屋一样，首先要把过道的垃圾给打扫干净了，我们扫出来的其他东西才有出去的道儿。做足底保健的过程中产生的那些废物全都得从这个过道往外走，所以要首先梳理这几个反射区。

肾上腺、腹腔神经丛、肾、膀胱、阴道、尿道这几个反射区，不仅在开始要做，在做完全足按摩以后还要做一次。这 6 个反射区就叫作基本反射区。我们经常提到的足三里、外关、涌泉穴这 3 个长寿穴，平时敲敲打打都有好

处。如果我们把这3个长寿穴和这6个基本反射区结合起来调理或者保健，
效果一定是事半功倍的。

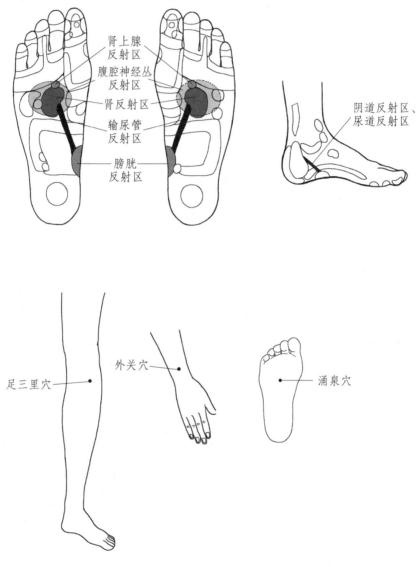

足部基本反射区示意图

足趾反射区：内分泌头面颈肩保健区

前额就在五趾端，专管五官与失眠。垂体拇指正中间，九大系统司令官。拇根小脑连脑干，防治痴呆头脑健。三叉神经拇指外，耳鼻牙病与面瘫。鼻区顺着拇甲弯，左鼻不通做右边。大脑尽在拇腹面，防治痛晕防血栓。拇根颈项多点按，降低血压防颈肩。二趾三趾治眼疾，消灭炎症保护眼。四五趾间治耳病，耳聋耳鸣中耳炎。

前额就在五趾端，专管五官与失眠

看了上面这句话您肯定觉得有意思吧，我们的五官就是被这五个脚趾头管着。平时我们老是说"臭脚、臭脚"的，但它可是管着您看的、听的、吃的、闻的、尝的，另外，还管着您休息的好坏。

这里说的前额就是脚趾趾肚的前端。您要是胃口不好、眼睛不舒服、鼻子不通气、听力有毛病或者老睡不着觉，那就多搓搓您的五趾端吧，经常搓这个地方能让您神清气爽。

垂体拇指正中间，九大系统司令官

大拇指（大脚趾）正中间的位置是脑垂体反射区，它是内分泌系统的司令官，调节着您的内分泌。皮肤干燥起皮儿、长痘痘、容易发脾气、女同志月经不正常等，这都是内分泌的问题。另外，脑垂体反射区还管长个儿、睡眠以及您的生活节律。很多人都头疼倒时差这个事儿，那么您就可以在出门的时候点按这块区域，点十几分钟，就能有很好的调节作用。

拇根小脑连脑干，防治痴呆头脑健

老年痴呆症恐怕大家都不陌生，人跟傻子似的，脾气还挺怪。我知道一位老爷子得了痴呆症，刚吃完饭又说要吃饭，儿女不给吃的就"哇哇"哭。要不就老是说要上厕所，到了厕所又说："你领我来这儿干吗？"完全让儿女们哭笑不得。建议儿女们每天给父母多捋捋小脑脑干反射区，中老年人没事儿自己也多做做，可以有效地预防老年痴呆。

三叉神经拇指外，耳鼻牙病与面瘫

大脚趾趾肚靠近第二脚趾的地方就是三叉神经反射区，它管着您的面门。像什么偏头痛啦，眼干眼痛啦，觉得脸上的肉不那么灵活啦，或者有的老年人中风了，嘴巴歪到一边去了，都得多点按这儿。

鼻区顺着拇甲弯，左鼻不通做右边

脚上的鼻反射区跟三叉神经反射区相对。感冒了，鼻子不通气，怎么办？记住了，右边鼻子不通气，您就在左脚上找这个位置，顺着一个方向推上 20 分钟，肯定会立马觉得清爽，比吃任何鼻塞灵都省事儿。同样，右边鼻子不通气就推左脚上的鼻反射区。

大脑尽在拇腹面，防治痛晕防血栓

高血压恐怕是中老年人最头疼的事了，糖尿病、心脏病、脑血栓这些毛病也都跟高血压脱不了干系。有高血压的人，每天睡觉前就多划拉划拉位于大脚趾趾肚的大脑反射区，不用刻意抽时间去做，边看电视边做就行，坚持下去，您的血压就会降下来了。

拇根颈项多点按，降低血压防颈肩

您看，大脚趾像不像人的脖子，对了，它就管着您的脖子。您脖子有什么不舒服了、血压高了、颈肩有毛病了，都得向它求救。

二趾三趾治眼疾，四五趾间治耳病

大脚趾咱说完了，那二趾、三趾有啥用呢？这两个趾头，跟您的眼睛有关系。要保护眼睛，就多点按点按您的二趾、三趾下面的眼反射区，它对青光眼、白内障、眼底出血、结膜炎等各种眼部疾病都有疗效。

二趾、三趾都有用了，那四趾、五趾有什么用呢？从上面的话中我们就看得一清二楚了。四趾和五趾跟您的耳朵有关系，耳聋、耳鸣、中耳炎等各种耳朵疾病都可以调派这两个趾头出来应战。

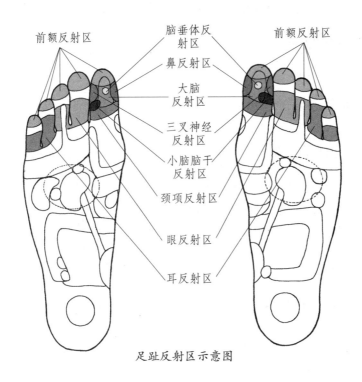

足趾反射区示意图

左足底前半部反射区：脊背代谢心肺保健区

跖趾间甲状旁腺，防治痉挛与癫痫。甲高甲低甲状腺，代谢失调由它管。脚底横带斜方肌，舒展脊背健颈肩。斜方肌下肺带宽，上推支气中趾间。循环器官重在心，肺带下面向上按。

我要是问您，咱们的两只脚一样吗？您可能会笑，两只脚还有啥不一样的，无非就是两个方向不一样，掉了个儿而已。其实，两只脚上的反射区是不太一样的。我们先来看看左足底前半部。

跖趾间甲状旁腺，防治痉挛与癫痫

甲状旁腺这个反射区有啥作用呢？这句顺口溜就已经说得很明白了。它能够治疗因甲状旁腺功能失调、钙磷不平衡引起的筋骨酸痛、骨质疏松等，并且能加强胃肠的蠕动。另外，像家里有癫痫患者的，一定要记住这个反射区。癫痫患者突然犯病时，家里人要双手按住患者两只脚上的甲状旁腺反射区，使劲点按几分钟，他就能安静下来，舒服很多。

甲高甲低甲状腺，代谢失调由它管

甲高的人，经常兴奋；甲低的人贪睡、萎靡不振。这些都是由甲状腺来调节的。那谁管甲状腺呢？大脚趾和二脚趾趾缝下面的甲状腺反射区就管着甲状腺的分泌，调节人体的新陈代谢。如心慌、失眠、肥胖、更年期综合征这些病症都跟甲状腺有关系，都可以通过按摩甲状腺反射区来调理。

甲高或者甲低的人，甲状腺反射区有一条小沟，摸起来硬硬的。还有的人甲状腺反射区天生就有一条小硬沟，这也是甲状腺有问题的表征。

甲高的人，心慌气短，脾气特别大，吃得又多，有的人眼睛凸出。甲低的人经常觉得不吃就饱，还虎背熊腰的，沾枕头就能睡着。有以上表现的人都是甲状腺有问题，平时要多点按甲状腺反射区来调理。

脚底横带斜方肌，舒展脊背健颈肩

落枕就是脖子僵硬动不了了。哪天早晨起来，忽然觉得脖子后面这块儿疼，想扭扭头却动不了，感觉脖子那儿僵住了，这就是典型的落枕表现。我的很多患者就是歪着脖子冲进来的，让我赶快给他治治。其实，这个很简单。三四趾趾缝往下一厘米，然后横着到小脚趾的区域都是斜方肌反射区。这个反射区对于缓解颈肩部酸痛、落枕、上肢无力麻痹等，都有很大的帮助。

斜方肌下肺带宽，上推支气中趾间

大脚趾下的那块大骨头横着到小趾那边都是肺及支气管反射区。

很多老年人肺和支气管不好，特别爱咳嗽，经常因为咳嗽憋成大红脸。

儿女们看着心疼，但也没办法。人老了，肺和气管里的脏东西长期积累，自然就不怎么通了。我曾经调治过一位老先生，他总是干咳，干咳以后就吐白痰。我用按摩棒给他推按肺和支气管反射区，每天做半个小时，几天以后，他的症状就消失了。我跟老人的孩子说，平时多给老父亲搓搓这两个反射区，给他把气儿捋顺了就什么病都好了。

循环器官重在心，肺带下面向上按

有心脏疾病的朋友们要特别注意自己的心脏反射区。我的一个学生心律不齐、心衰，我给她治疗的时候，重点就是按摩这个反射区。我建议子女们，平时没事儿的时候重点给父母捋捋心脏反射区，不管父母身体有什么不舒服，让他们安心就是最终的目的。

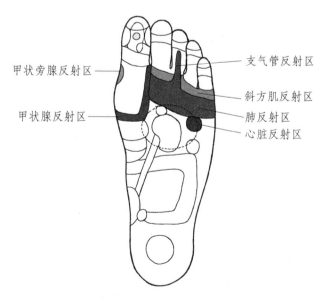

甲状旁腺反射区　　　　　　　　　　　　　支气管反射区

　　　　　　　　　　　　　　　　　　　　斜方肌反射区

甲状腺反射区　　　　　　　　　　　　　　肺反射区

　　　　　　　　　　　　　　　　　　　　心脏反射区

左足底前半部反射区示意图

左足底后半部反射区：脾胃肠胰生殖保健区

脾司造血在心下，免疫强身好器官。胃痛胃胀及胃酸，点揉
胃区可消炎。胰区加强要重按，糖尿顽症防在先。十二指肠
胰区下，消化不良多点按。四指屈曲刮小肠，胀气腹泻防肠
炎。横降乙直大肠全，便秘腹泻肺疾患。肛门独在左脚底，
可治痔瘘和便秘。足跟中央稍靠前，生殖系统定点按。

在饭桌上，主人都会劝说："大家吃好喝好。"其实，现在生活条件好了，
都不愁吃不饱吃不好了。但是如果吃得好，消化不好，那吃了也白吃。所以，
消化好才是真正地吃好，而我们脚下就有最好的健胃消食片。

脾司造血在心下，免疫强身好器官

《黄帝内经》上说："脾胃者，食廪之官，五味出焉。"啥意思啊？意思是
说脾胃啊就是个管仓库的官儿，您吃进嘴里的饭，先到胃里面，然后脾给推
动推动，运化运化，再分配到我们身体的各个地方。

脾统管着血，要是血不听话，自己出来了，脾这个统帅绝对脱不了干
系。脾反射区就在心脏反射区下面，我在实际的治疗过程中就看到了脾的强
大功能。好多患者胃口不好或消化不好，我只要给他们重点地做一下这个反

射区，就都能很快恢复。

胃痛胃胀及胃酸，点揉胃区可消炎

胃是吃进去的东西到达的第一站。可是，光是看现在电视上狂轰滥炸的胃药广告就知道，这个第一站其实不那么太平。

很多人都有胃痛、胃胀、胃酸的毛病，有的是一时的，有的是长期耗出来的。不管是哪种情况，您都要多揉揉脚下的胃区。不管您是胃痛了、胃胀了，还是胃酸了，坐在那儿揉一会儿，就会舒服很多。用胃反射区来治胃病，疗效不会是今天治好了，明天又犯了，它能改善甚至根治胃的很多毛病。除了胃痛、胃胀、胃酸，还能缓解胃下垂、慢性胃炎等病症。可以说，胃是消化系统的第一块福地，您一定要好好利用起来。

胰区加强要重按，糖尿顽症防在先

现在的人往往一得了糖尿病就要死要活的，其实没有必要。

天津一位老爷子得了糖尿病，天天吃梨。梨含有很多糖，这种做法看起来是很不应该的，结果呢，老爷子几十年的糖尿病反而因为吃梨吃好了。怪不怪？不怪。在老爷子身上，这个梨的果糖分解，对于糖尿病的葡萄糖有一个抵消作用。当然，个人情况不同，不能盲目照搬照抄。不过，按摩足底反射区的方法却是可以照搬照抄的。

能够改善糖尿病状况的这个反射区就是胰反射区，经常揉搓这里，您体内的血糖就会慢慢降下来。

十二指肠胰区下，消化不良多点按

胰区下面就是十二指肠反射区。这个反射区跟胃反射区的作用差不多，对于消化不良很有疗效，尤其是对治疗十二指肠的一些疾患也有很大帮助。

四指屈曲刮小肠，胀气腹泻防肠炎

胀气打嗝怎么办？首先还是找小肠。小肠胀气时，一般是人的下腹不舒服，就跟揣着只小兔子一样，活蹦乱跳的。这个时候呢，小肠反射区就派上用场了。您就坐在那儿，多揉揉小肠反射区，保准这只小兔子就老实了。除了胀气，按揉这个反射区对如慢性肠炎和营养不良引起的其他疾病也有一定的疗效。

横降乙直大肠全，便秘腹泻肺疾患

记得曾经看过一个电视节目，主持人走到大街上拉过来一个人就问："您知道什么是便秘吗？"很多人摇摇头，有些人说就是拉稀，也有人说是拉不下来。其实，便秘的表现就是粪便干、拉不尽。要治疗这个病就得按摩脚上的大肠反射区了，横结肠和降结肠能够吸收营养，运送养料；而乙状结肠和直肠负责运送废料，多按摩这几个反射区，就可以有效缓解便秘、肠道息肉等症状。

肛门独在左脚底，可治痔瘘和便秘

俗话说"十人九痔"，什么意思呢？就是说十个人有九个人都会得痔疮。我有一个患者，是个大学生，他们宿舍里有好几个同学都有痔疮。啥表现呢？最明显的就是便血。一般根据便与血的先后顺序可以看出是内痔、外痔还是混合痔。有的人一劳累就会便血，还有的人严重点，经常便血，这就要引起注意了，它很有可能引起贫血。要缓解甚至治愈痔疮，那您就要多按摩肛门反射区。

足跟中央稍靠前，生殖系统定点按

现在打着治疗生殖系统疾病招牌的医院有很多，专门的妇科医院、生殖医院都多起来了，看来生殖系统疾病还是很普遍的。这可能跟现在吃的一些东西有很大关系，加上这种药那种药啦，这些都会对人体的生殖系统造成危害。

我不反对到这些医院去看病，但我希望大家能够知道一些自我保护的知识。除了少吃肉之外，就是要记得多给自己按摩按摩。您每天抽十几分钟揉搓一下脚后跟的生殖系统反射区，对于调理如性功能障碍、月经不调、痛经、前列腺疾病、更年期综合征等病症都很有效。

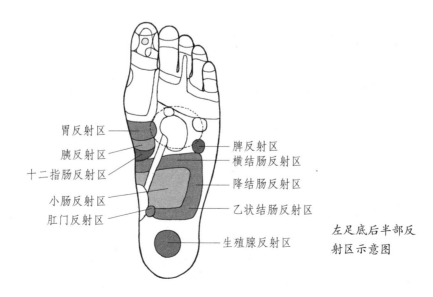

胃反射区
胰反射区
十二指肠反射区
小肠反射区
肛门反射区

脾反射区
横结肠反射区
降结肠反射区
乙状结肠反射区
生殖腺反射区

左足底后半部反
射区示意图

足内侧反射区：颈椎腰背妇科保健区

拇指二节是颈椎，双指牵引提与按。足部内侧有脚弓，颈
胸腰骶尾相通。跟骨内缘骶相连，坐骨神经一弯线。前列
子宫围在内，生殖健康经常推。内髁踝下半弯月，调治腰
背调治髋。直肠肛门往上行，消化出口保畅通。内踝前方
腹股沟，盆腔炎症此区明。

左右脚的内侧和外侧的反射区差不多，所以我们说足内侧反射区，就包
括这两只脚在内了。

拇指二节是颈椎，双指牵引提与按

大脚趾趾甲下的那个窝里，就是管颈椎的。前面我们也提到很多跟颈椎
有关的反射区，大家都可以按按。除了治疗颈椎病，这个反射区对缓解头晕、
手麻、脖子不舒服等也很有帮助。

足部内侧有脚弓，颈胸腰骶尾相通

这里有三个反射区，胸椎反射区、腰椎反射区和骶椎骨反射区。这三个

伙伴所管的病是不一样的：胸椎反射区主治肩背酸痛；腰椎反射区主治腰背酸痛及腰椎间盘突出；骶椎骨反射区主治骶骨损伤及坐骨神经痛。三个伙伴既各司其职，又相互帮助。

跟骨内缘骶相连，坐骨神经一弯线

臀部和坐骨神经反射区就是脚跟至脚掌的内侧缘。这个反射区有一个重要的作用就是治疗坐骨神经痛。坐骨神经痛有多种方法可以治疗，按摩这个反射区就是其中一种很不错的方法。

前列子宫围在内，生殖健康经常推

前列腺或子宫反射区是内脚踝斜下方的一个梨形区域，它对于治疗前列腺肥大、前列腺炎、子宫肌瘤、子宫内膜炎及其他男科、妇科疾病，都会有很大的帮助。男性的"男言之隐"或者女性生理期的毛病，都可以通过经常推按这个反射区而得到很好的改善。

内髋踝下半弯月，调治腰背调治髋

脚踝下边是调治髋关节的内髋关节反射区。有髋关节病、腰背疼、坐骨神经痛的朋友们，就要经常划拉划拉这个地方，对缓解疼痛很有好处。

直肠肛门往上行，消化出口保畅通

痔疮、便秘的病症我在前面说过了，这里又有一个对它们都起作用的地方，那就是脚踝后上方的直肠和肛门反射区。它不仅对治疗痔疮、便秘等有好处，而且对治疗乙状结肠、直肠和肛门的疾病也很有帮助。在这里我们说一下什么是乙状结肠，它是结肠的一部分，就在腹部左下方。我们一旦有了便秘、痔疮等这些难以启齿的病，经常揉搓这些反射区，就不会再烦恼了。

内踝前方腹股沟，盆腔炎症此区明

脚踝的前上方是腹股沟反射区，按揉这个反射区对疝气、盆腔炎等生殖系统的疾患都有疗效。

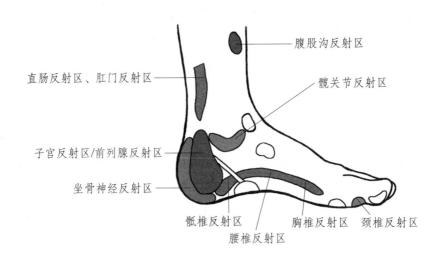

足内侧反射区示意图

足外侧反射区：骨骼生殖保健区

跟上踝后生殖腺，安然需要多点按。坐骨神经跟外缘，调
理此处去病患。跟骨前缘是膝区，下肢治疗与保健。骰骨
前后两点肘，治疗上肢它必选。外侧趾跖肩关节，肩酸肩
痛五十肩。足面肩胛带状分，活动上臂活络肩。外踝关节
在踝下，专治疼痛腰背髋。踝后四指下腹部，妇科疾患好
药田。

跟上踝后生殖腺，安然需要多点按

"跟上踝后生殖腺"，因为是脚外侧，那就是脚的外踝了，外踝靠后下方
这一块和脚底反射区中讲的生殖腺一样，卵巢、睾丸等都在这个区域。按揉
这个反射区，对于男女生殖系统疾病有很好的治疗作用。

坐骨神经跟外缘，调理此处去病患

脚跟至脚掌的外侧缘是臀部和坐骨神经反射区。按摩这个反射区和足内
侧的坐骨神经反射区，都可以治疗坐骨神经痛。

跟骨前缘是膝区，下肢治疗与保健

正对着脚踝下来这一块就是治疗我们膝关节毛病的，它就叫膝反射区。这个反射区对于治疗膝关节炎、膝关节痛、腿肿、腿沉、腿无力等疾患都有很好的疗效。现在很多中老年人因为年轻时受过苦、出过力，或者是年轻时不小心膝关节受过寒，就落下了关节炎的毛病。这个病说起来不是什么大病，但是它对人的行动有很大影响，很多有膝关节毛病的人不能长时间负重站立，干点活就要坐下来歇一会儿。我建议膝关节有问题的朋友们多划拉膝反射区，可以有效缓解各种病因引起的关节疼痛。

骰骨前后两点肘，治疗上肢它必选

很多妇女同志有网球肘，有没有可以对应治疗的反射区呢？当然有。人体几乎所有器官的病变都会在脚上有反映，"头痛医脚"是有道理的。治网球肘就要用脚上的肘反射区，按揉这个反射区对于肘关节损伤、肘关节炎、网球肘、手臂酸痛等都有很好的缓解作用。

外侧趾跖肩关节，肩酸肩痛五十肩

肩反射区在哪儿呢？就在小脚趾根部外侧靠下这个地方。它不仅可以用来治疗肩周炎，而且对肩酸痛、手臂无力、手麻等症状也有明显的治疗效果。

足面肩胛带状分，活动上臂活络肩

针对上面肩反射区中提到的几种病症，还有一个可以调节的反射区，那就是肩胛骨反射区。这个反射区紧挨肩反射区，是在它后面三四厘米处的一个长形区域。经常用大拇指推按这个区域也可以有效缓解肩周炎、肩部酸痛、手麻无力等。

外踝关节在踝下，专治疼痛腰背髋

脚内侧踝关节下方是内髋关节反射区，那么脚外侧踝关节下方就是外髋关节反射区。所以，如果您髋关节痛、腰背痛、坐骨神经痛，就要同时按摩脚内侧和外侧的踝关节反射区。

踝后四指下腹部，妇科疾患好药田

踝后上下四指宽的区域是下腹部反射区，这个反射区是女性的幸福区，月经不调、痛经及其他下腹部疾患都可以在这里得到很好的治疗。

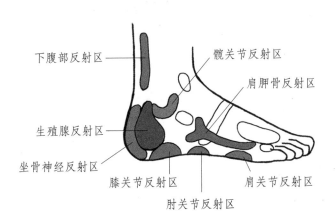

足外侧反射区示意图

足背反射区：气管淋巴胸部保健区

足背拇指上下颌，横纹上下内外端。趾骨两侧扁桃腺，对症治疗很灵验。气管食管跖外缘，趾跖关节喉头点。一二跖骨缝隙间，胸部淋巴深点按。内耳迷路在四五，头昏耳鸣晕车船。足背二四一大片，胸部乳房推压全。横跨足背是横膈，分推膈肌防痉挛。双指按揉双肋骨，开胸顺气消胁痛。上身淋巴外踝前，免疫退烧又消炎。下身淋巴内踝前，免疫强身驱病患。

足背拇指上下颌，横纹上下内外端

"牙疼不是病，疼起来要人命"，想必大家都听过这个说法。牙疼很难受，让您吃不下饭，饿得流口水。那么我们在哪个反射区调理呢？就在大脚趾趾甲下面的骨头上下的带状区域，它就是管着上下颌的。出现口腔溃疡、牙痛、牙周痛、流鼻涕、打鼾等症状时，都可以按摩这个区域。按摩的时候要顺着一个方向按，不能来回搓。

趾骨两侧扁桃腺，对症治疗很灵验

扁桃腺反射区在哪儿呢？就在大脚趾根部那根筋的两边，它能够有效缓解感冒引起的扁桃体发炎、肿胀、化脓以致扁桃体肥大、咽喉痛等症状。

气管食管跖外缘，趾跖关节喉头点

在大脚趾往下三四厘米的一条带状区是气管、食管、咽喉反射区，它是专门用来治疗咳嗽、气喘、气管炎、感冒等疾病的。

一二跖骨缝隙间，胸部淋巴深点按

胸淋巴腺反射区在咽喉和气管、食管反射区旁边，是一个三四厘米长的带状区。按揉这个位置对气管、支气管有很大好处。另外，调理这个反射区对于胸痛或者有炎症、肿瘤的患者有很好的辅助治疗作用。

内耳迷路在四五，头昏耳鸣晕车船

内耳迷路反射区，名字起得很好听，也很有意思，就是说耳朵迷路了。这个反射区在哪儿呢？就在四、五脚趾根部下两厘米的区域内。别看这个区域小，但它很管事儿，对治疗身体的很多毛病都有疗效，对付头晕、晕车、高血压、美尼尔综合征等都得用到它。

美尼尔综合征可能大家都不是很熟悉，这个病是用一个外国人的名字命名的，实际上就是经常感觉眩晕，内耳不舒服。

足背二四一大片，胸部乳房推压全

现在乳腺疾病比较多，为啥呢？我就见那个电视上天天是丰乳啊，挺胸啊，您说这不是折腾人嘛。人好好的，非得挺挺胸、丰丰乳，弄来弄去胸没丰，最后得了个乳腺癌，消停了。我不提倡挺胸丰乳这些做法，但有了病咱还是要治，治疗乳房病的反射区在哪儿呢？它就在脚二、三、四趾的下面直径2~3厘米的圆形区域内，它对于胸痛、胸闷、乳腺炎、乳腺增生等都有疗效，可以说是女性的福区。

横跨足背是横膈，分推膈肌防痉挛

在脚面上有一条横膈膜反射区，像打嗝、呃逆、恶心、腹痛等这些小毛病都得向它求救。怎么做呢？这个反射区呈长条形，那么就得用手指横着来推了。建议用补泻一步法，顺着一个方向横着推，不能来回推。

双指按揉双肋骨，开胸顺气消胁痛

对于像胸闷、岔气、肋膜炎、肋间神经痛、肩背酸痛等各种问题，在位于膈反射区后的肋骨反射区按一按、揉一揉，都有好处。

上身淋巴外踝前，免疫退烧又消炎

淋巴腺反射区分为上身淋巴反射区和下身淋巴反射区，双脚外踝骨前下方的凹陷处是上身淋巴反射区。这个反射区对于各种炎症、发烧、囊肿、肌瘤、蜂窝组织炎等都有很好的治疗效果。

下身淋巴内踝前，免疫强身驱病患

　　下身淋巴反射区和上身淋巴反射区所治疗的病症差不多，就是位置不太一样，下身淋巴反射区在双脚内踝骨前下方的凹陷处。

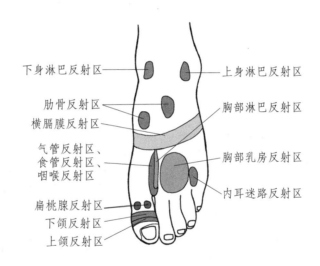

足背反射区示意图

右脚反射区：肝胆阑尾肠道保健区

右脚肝区四五跖，养肝保肝做在先。肝区下包是胆区，预防结石胆囊炎。盲肠阑尾跟前缘，专治腹痛阑尾炎。点罢阑尾点回盲，促进排泄健大肠。小肠区外升结肠，左转相连横结肠。

右脚肝区四五跖，养肝保肝做在先

1999 年，我遇到一个小伙子，患糖尿病多年。在给他做足部诊疗的时候，我发现他脚下的肝反射区有很大的条索。后来一问才知道，他是得了肝脓肿。因为这个病一直不见好，工作也受到了很大影响，所以他很沮丧，觉得未来看不到希望。于是，我在给他做足部按摩的时候，重点就做肝反射区。这个反射区能够调理几乎所有的肝病，比如黄疸、肝腹水、肝硬化等。我给那个小伙子做了 10 天，他的肝脓肿就减轻了。小伙子很高兴，一下子精神抖擞，觉得生活也有奔头了。

肝区下包是胆区，预防结石胆囊炎

顾名思义，胆囊反射区是调理胆囊病的地方，它对于胆囊炎、胆结石、黄疸病及其他胆疾患都很有疗效。

盲肠阑尾跟前缘，专治腹痛阑尾炎

我的一个学生跟我说，他小学三年级的时候得了阑尾炎，肚子那个痛啊，根本不敢动，也不敢按那个疼的地方，而且，不想吃不想喝，瘦了好几斤，差点得厌食症。我听了之后就跟这个学生说："你看，要是那时候你妈妈能懂一些反射区的知识，给你揉揉这个盲肠阑尾反射区，你就不会受那么大罪了，你妈肯定也不会干着急了。"

有很多人阑尾有了问题就干脆把它切掉。自己身体里的东西，干吗动不动就切掉啊？怎么就知道它没用呢？动手术那得是多大的创伤。

以后不管遇到谁得了阑尾炎，我都给他们指点指点，让他们多揉揉盲肠阑尾反射区，比吃药的效果还要好。

点罢阑尾点回盲，促进排泄健大肠

在盲肠阑尾反射区上方是回盲瓣反射区，这个反射区与盲肠反射区一起用，就可以对消化系统的一些疾病进行调理。

盲肠是大肠的一部分，我们吃进去的食物基本上已经在小肠那儿给消化完了，留下点渣渣给了大肠。大肠一看，发现这些渣渣里面还有好东西就再吸收一部分，吸收完了，剩下的就成了粪便。所以，要是拉肚子、便秘，就可以用这个反射区来调理，比您吃很多药都管用。

小肠区外升结肠，左转相连横结肠

升结肠反射区在右脚外侧脚底至脚跟往里1厘米、上下长3厘米左右的一个带状区域，横结肠反射区就是与这个区域垂直的一个横向的长条。刺激这两个区域，对腹泻、腹痛、便秘及肺部疾患等都有疗效。身体突然有这些毛病，或者有上述疾病病史的人，建议您每天揉搓、推按升结肠和横结肠反射区15分钟。

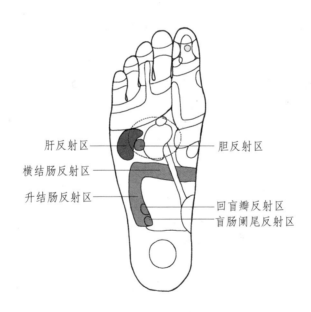

肝反射区 ——————— 胆反射区

横结肠反射区 ———

升结肠反射区 ——— 回盲瓣反射区
盲肠阑尾反射区

右脚足底反射区示意图

足部按摩注意事项

在使用我这些足部按摩方法的时候，有些事情是必须要交代的。您一定更要仔细看这一节的说明，才能更好地使用这些方法，从而得到很好的效果。

给大家讲了这些反射区的作用之后，您就可以按照我说的，将身体的症状与应该找的反射区对应一下，照着去做，保证有意想不到的收获。在做的时候有些要注意的地方，也就是禁忌证。知道这些之后，其他的就只管放开手脚去做。

遇到以下情况，要慎重使用足部反射疗法进行治疗：

1. 妊娠及月经期的妇女不是不可以做，但必须由专业医师来做，自己最好不要轻易做。

2. 有各种严重出血病，比如咯血、吐血、便血、脑出血、胃出血、子宫出血及其他内脏出血等症的时候不要做，避免引起更大的出血。

3. 肾衰竭、心力衰竭、心肌梗死、肝坏死等各种危重患者不要做。

4. 饭后 1 小时内不要做。

5. 如果您脚上有什么外伤，如起水疱、发炎等，总之是看着有伤口的地方，做的时候要避开。

做足部按摩时，需要注意以下几方面：

1. 正式开始按摩之前，先把脚洗干净、擦干。不要让脚受风，电扇不要对着脚吹，空调也要调到合适的温度，注意保暖。

2. 手法、力度要掌握好，适中就行。如果体质比较弱，就更应该留意，不要过于用劲儿了。

3. 有的人说我正在吃药治疗某种病，那可不可以同时做足部按摩呢？做的话还要不要吃药啊？可以做，药暂时不停，等好转了之后再慢慢停药。

4. 做完按摩之后，要进行整理按摩。我把它归结成一首小诗：

全足做完重整理，小腿捏揉要做全。

拇指点按足三里，捏揉三阴相对按。

左右绕圈活动踝，空拳砸击腿足遍。

遍捏趾缝抖足趾，每处三下莫偷闲。

术后喝水要纯净，三至五百全喝干。

5. 做完后半小时内，要多喝温水。

6. 自己给自己做的话，做完以后不要用冷水洗手，也不要马上洗脚。

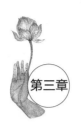

第三章

身体处处皆福田
——特效反射区的功效

小耳朵，大功效

如果您认为耳朵就是个能架眼镜腿的架子，或者是挂各种
各样耳坠儿的"挂钩"，那对耳朵来说实在是不公平，真的
是大材小用了。其实，小小的耳朵上有很多治病的良药，
而且这味药就在您随手能摸到的地方。

　　人们常常会忽略耳朵，很多人洗脸、洗澡的时候都不会太认真地洗耳朵，
总是随便擦一把就得了；戴眼镜的人常年把镜腿儿架在耳朵上，但是从来没
觉得耳朵有多大功劳；现在的很多小姑娘则是在耳朵上扎一溜耳洞。可以说，
耳朵已经到了不仅不被重视，反而开始被"虐待"的地步了。

　　如果您认为，耳朵就是个能架眼镜腿儿的架子，或者是挂各种各样耳坠
儿的"挂钩"，那对耳朵来说实在是不公平，真的是大材小用了。其实小小的
耳朵上有很多治病的良药，而且这味药就在您随手就能摸到的地方。

　　《黄帝内经·灵枢·口问》指出："耳者，宗脉之所聚也。"

　　耳朵虽然小，但是我们的手、足、臂、面、舌、眼、腹、背脊、掌骨等
在耳朵上都有相应的反射区。20世纪50年代，法国人提出"人的耳郭是个倒
立的婴儿"的观点，并创立了耳针疗法。

　　耳朵上有很多反射区，平时没事儿的时候，多揉揉或点点耳朵，发现一
些有痛点的地方，就证明您身体的某些地方可能出毛病了。这时候不用担心，

找到最痛的点，忍着点儿疼，使劲儿点按，最好是用按摩棒。一般点按 8~10 分钟，在经历刺痛—钝痛—微痛—不痛的过程中，病灶区的痛感就缓解了，疾病也就得到了一定程度的控制。

耳部颈椎反射区

耳朵上的颈椎反射区对治疗脖子酸痛、僵硬、发麻，甚至落枕等，都有很好的疗效。建议那些因为工作关系，脖子长期保持一个姿势的人，每天抽 5 分钟时间用指甲或按摩棒点按耳朵上的颈椎反射区，起到一个日常保健的作用。

如果是颈椎问题比较严重，比如得了颈椎病，那就要给这个反射区一个持续的刺激了。

我曾经给一个游泳冠军治过颈椎病。她的颈椎病都是老毛病了，我就让她拿个绿豆贴在耳朵的颈椎反射区。她倒是挺下得了手，愣是拿个大钢镚搁在颈椎反射区，然后用胶布粘上。晚上睡觉故意让贴着钢镚儿的那个耳朵挨着枕头，那肯定疼啊。结果她就那么"哎哟""哎哟"地喊了一宿，吵得她爱人也睡不着觉。要说运动员就是有这股子韧性，她一边"哎哟"，一边还吼她爱人："你别管我，我这儿治病呢。"

结果，第二天她就来找我，摇晃着脑袋说："杨老，您看我这小脖子。"听她说话就知道脖子轻松了不少。后来过了三四年，我见到她就问："颈椎病还犯吗？"她也挺幽默，说："它敢犯，它敢犯我还那么顶它。"

所以，别看耳朵上地方小，用它治起病来，却一点也不含糊。

耳部坐骨神经反射区

我在给别人治病的过程中都会把通过耳朵来调理的方法教给他们，让他们自己也配合着调治，往往会收到不错的效果。因为耳朵很容易摸到，而且耳部反射疗法的手法也都比较简单，所以用耳疗法自己调治是非常方便的。

有一次，我从湖南讲完课回天津。飞机降落了，我正准备起身背包，结果感觉腰部"嗖"地一下，跟过电似的疼，疼得我一屁股坐在了椅子上。我知道自己坐骨神经痛的毛病又犯了，就没着急下飞机，而是先让里面的人出来。然后我掏出随身携带的按摩棒，在耳朵的坐骨神经反射区找到一个最痛的点，使劲点按了5分钟。开始的时候疼得我简直受不了，那眼泪哗哗地流啊，但我没有停，直到点得不那么疼了，腰也觉得清爽多了才停下。我发现自己的腰什么事儿都没有了，就背起包潇洒地走出了机舱。

坐骨神经是人体最粗大的神经之一，从腰开始，往下经过骨盆，然后沿大腿后面往下走，一直到脚，管着腰和两条腿。坐骨神经痛是沿着坐骨神经发生的一种综合病症，有腰椎间盘突出的人最容易出现这个病症。

坐骨神经痛，痛起来就受不了，而且活动活动更痛，坐下来休息一会儿感觉会好点儿。严重的时候，有的人两条腿发麻、发凉，还水肿，按一下就有个坑。

如果您经常坐骨神经痛，最好自己随身带一个小的按摩棒。一旦坐骨神经痛突然发作，就赶紧找到耳朵上这个坐骨神经反射区，随手就点，几分钟就好了，不至于一直强忍着，发展到不可收拾的地步。

其实，老年人要想硬硬朗朗的，也不是什么难事儿。像耳朵上这样的反射区，要多记住几个，学一些简单又管用的小方法，等疾病来的时候就能少

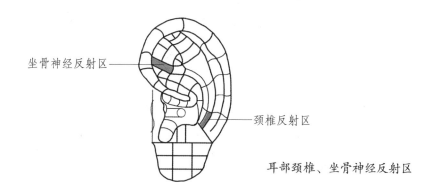

坐骨神经反射区

颈椎反射区

耳部颈椎、坐骨神经反射区

受一份儿罪。自己平时多注意，省得病情发展得太严重了，自己痛苦也给孩子们添麻烦。

耳中膈区大药田

前面我们讲到过，脚面上的横膈膜反射区主要是治疗打嗝的，那么耳朵上的膈区跟它的作用是一样的。而且，用耳朵上的反射区治病更方便，随手就可以点按。我们平常过日子都想着家里人不要得什么大病，要不就麻烦了。其实，别说是大病了，就是像打嗝这种不起眼的小毛病，要是经常发生，也会让人非常恼火。

我以前有个邻居，总是不停地打嗝，打起来就得几十分钟。她这一打嗝，三四层楼都听得见。不仅邻居们觉得烦，家里人也很烦。她儿子是开公交车的，工作不定点，老是得倒班。结果，她一天到晚打个不停，弄得儿子根本睡不了觉，也不敢强打着精神去上班，所以只好经常请假。

您看，就是这么一个小小的嗝，都能把一个家折腾得鸡犬不宁。她儿子实在是忍不了了，去医院吧，又觉得打嗝实在不是什么太大的病，兴师动众很不值得；不去吧，这嗝打得还真闹心。

他带着母亲到我这儿来，让我给个偏方。我点按她母亲耳朵上的膈区，结果她疼得受不了，一边打嗝还一边求饶呢。我说："我非得把您这嗝给点回去不行。"我就在她耳朵上的膈区和消化系统反射区重点点按，点了20分钟，她明显安静多了。刚来的时候，她打嗝打得基本说不了话，我给她做完，当天走的时候，她就觉得舒服多了。他儿子说："杨阿姨，您可算是帮了个大忙，可让我妈消停会儿了。"后来我又连着给她做了一个疗程（10天），她就彻底好了。

有时候我们吃饭吃得不得劲儿的时候也会打嗝，但这一般没什么事儿。要是长期打嗝或者习惯性地吃完饭以后都要打一会儿嗝，那就可能是一种病了。这种病叫膈肌痉挛，是指膈神经受到刺激而引起的膈肌不自主地痉挛性收缩，大多数是因为受寒或吃得太多所致，也有的是继发于消化系统疾病或手术之后。一般得这种病的人常常觉得老是往上返气，喉咙间"嗝嗝"连声，完全不受自己控制。

不管是临时性的打嗝还是得了这种膈肌痉挛的病，点按耳朵上的膈区都会有明显的效果。只不过，要是比较严重的话就要坚持每天点按，并坚持一段时间；而偶尔性的打嗝，只要点按到不打了就可以了。

耳部贲门、胃、幽门反射区

胃不好的人特别多，最常见的是胃经常痛，胃口也不好。胃病一般是慢性病，所以治起来也不能太急功近利。很多到我这儿来治胃病的人，我在给他们治疗的过程中，都让他们回家自己点按耳朵上的贲门、胃、幽门这三个反射区。胃有毛病的人，一般点按这三个区都会非常疼，建议有胃病的人，或者平时饮食不规律的人平时多点按这三个区。一定要忍住疼，点按到不疼的时候，胃里就会觉得暖和了，舒服多了。

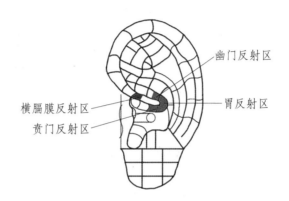

耳部横膈膜、贲门、胃、幽门反射区

眼病要靠耳朵治

眼睛是人身上比较金贵的地方，也很容易出毛病，但是治病的时候又不能直接接触病灶区域。我们肚子疼了，习惯性地揉揉肚子，或者弄个暖水袋焐一下；胳膊疼了我们揉揉胳膊；腰酸了自己捶两下。但是，眼睛要是有毛病，就只能找医生了，一般自己调理的话，会觉得无从下手。

从治疗眼病上，最能看出耳部反射区的重要性和优点了。不用直接接触病灶区，点按耳朵上的眼反射区就可以了。尤其是对于假性近视、见风流泪、眼睑炎等病，用耳疗法都非常方便，而且管事儿。每天点按耳朵上的眼反射区和肝反射区5~6分钟，不耽误您干其他事儿，轻轻松松就把眼睛调好了。

枕区让您不再晕眩恶心

很多人都认为，晕车根本算不上是一种病，但是有这个毛病的话，就会给您的生活带来很多不便。

乘车乘船引起的眩晕恶心，让人非常难受，有的人甚至坐公交车都晕。其实，这个毛病说小不小，说大吧，它也真不需要吃药打针地折腾，而且往往没有一次性治愈的方法。很多人都是在乘车之前，随便吃点晕车药，给自己点心理安慰，有的时候也不一定管用。

作为救急的话，晕车的人在乘车前两小时点压耳朵上的枕区 15 分钟，可以有效地防止晕车。要想彻底治好的话，就要坚持每天点按 20 分钟，坚持 2~3 个月。

兴奋点让您精力充沛

耳朵里有一个兴奋点，它有什么作用呢？举个例子来说吧。

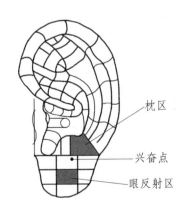

枕区

兴奋点

眼反射区

耳部眼反射区、枕区、兴奋点

有一年，有个孩子考大学，第二天就要进考场了，可头天晚上他一点儿也不困。他说让我想个方法，让他即使晚睡，第二天也照样有精神。我就在他的耳朵上找到兴奋点，发现此处有凸起，而且刚一点，他就说特别疼。我给他贴了一颗芥菜籽，又点按了1分钟。如果芥菜籽不太好买，也可以用王不留行籽。最后我告诉他："睡觉去吧，明天起床的时候取下来，精力就会特别充沛。"果然，第二天他精神十足地去参加高考了。

当然，点按兴奋点只是一个帮您暂时缓解疲劳、补充精力的方法，要想彻底改变亚健康的状况，还需要进行全耳的按摩。

降压沟让您头脑清爽

耳朵上有一个降压沟，建议有高血压的人经常用双手拇指、食指自上而下压刮降压沟，每天刮20分钟。刮完以后就会感觉头脑清爽，舒服很多，长期坚持下去，会有很好的降压效果。

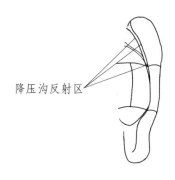

降压沟反射区

耳部降压沟

把耳朵侍候舒服，身体就不会有什么大毛病

一个人是否健康，看耳朵就能看得出来，最明显的就是您的耳朵摸起来是不是很软。如果很软，说明您身体好；如果耳朵摸起来很硬或比较疼，那就是与痛点相对应的脏器有毛病。这时，您就每天好好揉揉两只耳朵吧，把耳朵揉软了，您的身体也就好了。

我 70 多岁了都没有老年斑，身体其他方面也都不错，这与自己闲着没事儿就揉搓耳朵有很大关系。

另外，耳朵要经常搓，但不要经常掏，因为它是人体一个很娇嫩的器官，也是人体全息胚中最灵敏之处。经常掏不仅容易影响听力，还会将此处的敏感点弄得不敏感了，导致利用此处来调理疾病的效果变差。

如果耳垢特别多怎么办呢？您可以到医院请耳科专业医生来处理，或者在耳朵里滴两滴香油，第二天用镊子轻轻地把耳垢夹出来，切记不要硬掏。

手掌上藏着很多大病小信号

从手上看病往往很准确，尤其是诊断一些常见的慢性病，可谓一看一个准。将指甲的颜色、形状和手掌部分结合起来，就能够在一定程度上对疾病做到先知先觉。

手掌特效区的功效

一、手的大鱼际是心脏反射区。

1. 如果大鱼际发青，有条棱、有青筋，表示心脏可能有问题，会时常不舒服。这时可以进一步观察脚上的心脏反射区，根据反射区里有硬物、气泡，还是条索来判断心脏受伤害的程度（见图一）。

2. 如果轻轻地摸大鱼际，就会感觉很疼，说明心衰到一定的地步了。对这样的朋友，就不能按揉心脏反射区。如果在大鱼际稍微使点劲都可以忍受，那我们就坚持用足部反射疗法治疗。注意，对严重的心脏病患者，则坚决不能使用反射疗法。

3. 手掌向上，如果在第四指和第五指相交的地方比较突出，也说明心脏不好。

在左手手腕的尺侧，也就是小手指那侧，和掌根相交的那块骨头明显地向外凸出，而且是特别明显，也说明心脏可能有问题。手部有这种特征的朋友，最好到医院检查一下，看看到什么程度了。如果严重的话，就不能随意地按揉脚上的心脏反射区；如果不是很严重，那您在脚上的心脏反射区每天按揉 20 分钟就可有效地缓解病症。

二、在生命线下，手掌桡侧（大拇指一侧）有青色，表示平时容易犯心绞痛；此处有黄色突起说明病程比较长；在心区桡侧有一个青色的条形区域，表示心律失常。这个时候，一定要学会我书中讲到的用大拇指掐揉大鱼际的急救方法，胜似吃 10 颗救心丸（见图二）。

三、在手掌心脏反射区的下方，接近腕掌横纹处出现青色，说明风湿很严重（见图三）。

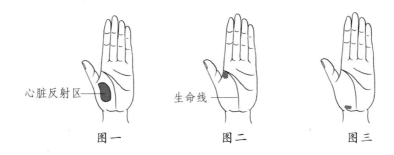

图一　　　　　　图二　　　　　　图三

四、生命线桡侧有一条近似平行的纹线，表示性冷淡或性功能低下（见图四）。

五、生命线桡侧出现青色线条的话，则说明身体里有宿便，容易便秘或腹泻等（见图五）。

六、如果掌心处生命线与智慧线不能相交，有一个三五毫米的间隙，或者手上有白色的脂肪球，那么您要注意少吃油腻的食物，否则可能会得脂肪肝。需要注意的是，脂肪肝不单单喜欢胖人，有时候特别瘦的人也会得脂肪肝。如果生命线与智慧线交叉得很紧，就是肝气郁结的表现（见图六）。

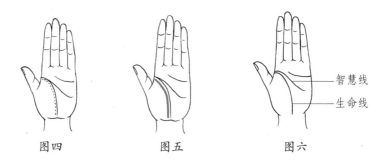

智慧线
生命线

图四　　　　　　图五　　　　　　图六

七、掌心处为胃区，这个地方如果有凸起的白色斑点、深色的点状物或者皮下有硬结，那么就说明胃可能不太好，需要多多注意（见图七）。

八、第四、五指指根下，左右为肺区，中间为气管区。如果在肺区上有红色或红白相间的斑点，那么，您平时要多用大拇指搓脚上的肺区，把肺里的脏东西清一清（见图八）。

九、如果掌心中部小鱼际区域上三分之一处有凸起或者红色的斑点，说明您的结肠有炎症，需要及时检查（见图九）。

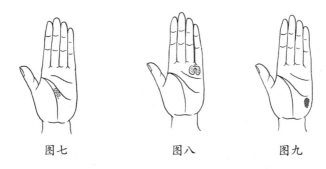

图七　　　　　　图八　　　　　　图九

十、肾区在手掌下方，大、小鱼际之间，如果此处有白色、黄色或暗黄色的小点，并伴有水肿，那么说明您可能肾不太好。这样的人如果起疙瘩的话，容易长在下巴上（见图十）。

十一、仔细看看您手掌上的生命线，如果在生命线末端出现了大分叉，那您的生殖系统可能有毛病。男性有可能是前列腺的毛病；女性有可能是月经不调，阴道、子宫有炎症，或者子宫、卵巢里面有囊肿。这个时候，男性朋友要多做脚上的睾丸和前列腺反射区，女性朋友则要多做卵巢和子宫反射区（见图十一）。

十二、手掌下部与腕线平行的地方有白色、红色或黄色的斑点，说明身体里糖代谢不好（见图十二）。

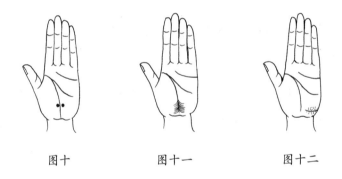

图十　　　　　　图十一　　　　　　图十二

掌骨特效区的功效

第二掌骨反射区只有 5~6 厘米长，区域虽小，却是什么病都可以一并调理的，而且随时随地都可以操作。比如，用大拇指推按整个第二掌骨，这么一个简简单单的动作就能调理全身的毛病，尤其是对颈椎、腰背、四肢的一些毛病，调治效果特别好。在使用第二掌骨的时候，不必专门找哪个反射区，

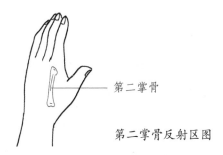

——第二掌骨

第二掌骨反射区图

您就挨个检查，哪里有沙粒、硬结、凹陷，您就在哪里揉。

此外，我们在工作中逐渐发现，用中指掌骨调治脊椎的病症更加简单可行。有的人手背上有多条青筋，这些青筋有可能是长期做手掌吃力的工作，也有可能是相对应的脊柱瘀阻或病变造成的，通过推按中指掌骨就能简单有效地调治脊椎的病症。

手指上的牙特效区

我们的两只手分别对应了人的 32 颗牙。左手对应的是右边的牙，右手对

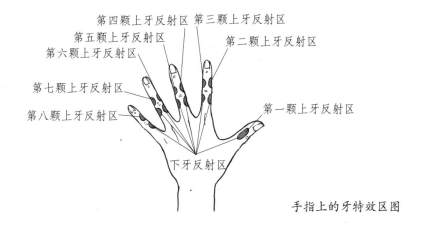

第四颗上牙反射区　第三颗上牙反射区
第五颗上牙反射区
第六颗上牙反射区
第七颗上牙反射区
第八颗上牙反射区

第二颗上牙反射区
第一颗上牙反射区

下牙反射区

手指上的牙特效区图

应的是左边的牙。

在左手大拇指的尺侧（靠近食指的一侧），第二指关节对应的是右侧第一颗大牙，靠上部对应的是上牙，靠下部对应的是下牙；左手食指的桡侧（靠近大拇指的一侧）第二指关节对应的是右侧第二颗牙，也分上下，尺侧则是第三颗牙，以此类推。如果您牙疼，就可以推按手上的牙反射区，特别管事儿。

指甲特效区的功效

除了手掌之外，指甲的形状和颜色也能表明您的健康状况，下面我用表格的形式来向您说明。您给自己诊病的时候，可以把此表与我前面提到的手掌部分结合起来，这样就能够在一定程度上对疾病做到先知先觉了。

当您诊断出身体的一些毛病之后，对应地去本套丛书的其他章节找预防和治疗的方法就可以了。

指甲自诊表

指甲形状	身体状况
指甲薄，软	缺钙，爱得出血性疾病
指甲粗厚，呈灰白色或是黄白色，表面粗糙不平	气虚，血燥
指甲灰白色，没有光泽，薄软	肝血不足
指甲容易断裂	缺铁
指甲上出现凹凸不平的横沟，透明度差	肺燥阴虚
指甲呈桶状，有很多细棱和沟	肾虚，气血双亏，容易得呼吸系统疾病
指甲肥大无光	牛皮癣，肺心病，肝硬化等
食指和中指，指甲两边翘起，中间凹陷	气血亏，肝血不足，肺功能不好

指甲颜色自诊表

指甲颜色	身体状况
白色	身体有寒症
红色	身体的热症比较明显
紫色	心血瘀阻
青色	寒症和痛症
蓝色	血瘀或者缺氧
黄色	肝胆有毛病

用好背部反射区，脏腑舒坦没烦恼

背部反射区上有各种俞穴，特别适合调理根治脏腑疾病以
及由此引起的一些不适之症。使用背部反射区的方法，主
要是拔罐和推背，是平时常用的保健之法。

活用背部反射区，清肠除痔一身轻

对于瘘疮、内痔、外痔以及多种肠道疾病，您可以用背部反射区来调理。
主要是在长强至命门之间，也就是我们平时说的大肠俞、膀胱俞、小肠俞等
地方，每天用两手掌外侧来回搓擦这几个位置，能使大小便顺畅。注意，要
横向搓，使上劲儿，频率快而短促，使之发热。

如果有痔疮的话，就要加强搓长强穴上下四指的位置，每天一次，每次
100~300下。而一般的肠胃疾病，每次搓 40~50 下就可以了，也是每天一次。
这个方法虽然做起来会有些累，但是很有效。有肛瘘、痔疮等毛病，排不了
便、一排便就疼的，用这个方法做 3~5 天后，一般就能顺利排便了。另外，
这个方法还可以作为肠胃系统保健的常用之法。

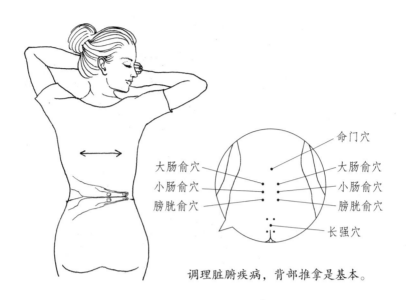

调理脏腑疾病，背部推拿是基本。

按揉背部反射区，多年哮喘能减轻

呼吸系统的疾病，用背部反射区来调理，效果也非常明显。所有肺不好的人都不妨记住下面这个方法：

在背部的两个肺俞穴中间找到一个最痛的点，在此点周围四指左右的位置选上下左右四点，按上下左右的顺序，每点做按揉，顺36圈逆24圈，然

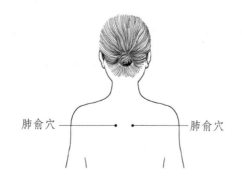

梳理背部肺俞穴，
补肺效果立竿见影。

后在中间的痛点做，顺90圈逆60圈。这个位置在两肺之间，又在脊柱和督脉上，所以在此处用生克补泻法来梳理，补肺的效果立竿见影。

每天您在使用这个方法的同时，还要按摩足部的肺和支气管反射区各10分钟，对治疗哮喘、伤风感冒、咳嗽等效果都非常好。

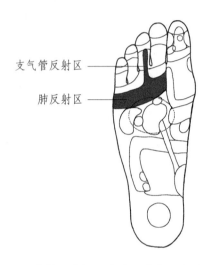

支气管反射区

肺反射区

感冒、咳嗽、哮喘，就找足部呼吸系统反射区。

搓擦背部反射区，补肾通尿经络畅

另外，肾不好的人，让家人帮忙在后背反射区做调理，效果也非常明显。

调理之前，先要对整个背部做一个梳理，重点是督脉、华佗夹脊和两条膀胱经。从上到下，每天梳理5~10次。通过推背来梳理背部的方法有很多，介绍以下几种供您选择：

1.最好的也是最简便易学的方法是五指并拢，从大椎穴划到长强穴，这样连续梳理5~10次，就可使血液循环畅通起来。

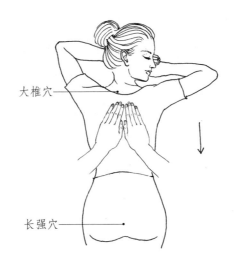

五指并拢从上往下划，让血液循环更加通畅。

2. 合十推背。从大椎穴到命门穴平均分成三部分，双手合掌，用手掌尺侧缘在三个部分分别搓擦，从上到下搓擦一遍，最后在命门穴处横向搓擦。

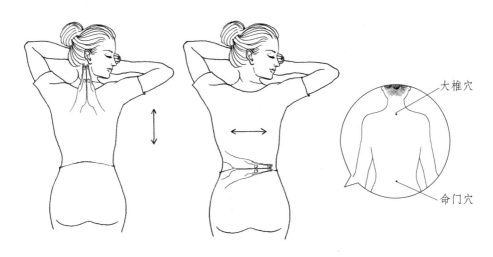

双掌合十，搓擦背部，为补肾进一步"热身"。

3.用小鱼际或掌根按揉。

所有要用到背部反射区的情况，先做推背都是非常必要的。您可以根据自己的习惯选择不同的方法，只要能达到通畅背部经络的目的就行了。

推背做完后，您就在命门穴处做生克补泻法，也就是在命门穴周围上下左右四指宽的 4 点按揉，每个点做顺 36 逆 24，最后在命门穴处做顺 90 逆 60，用大拇指或掌根按揉都可以。您还可以用小鱼际按压命门穴，右手在下，左手在上，内外劳宫相对，用右手劳宫按在命门穴上。

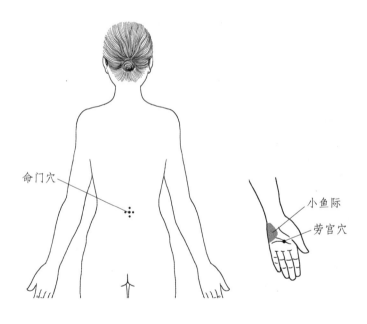

命门穴处做补泻法，补肾利尿排毒素。

推推按按就能治病的小腿反射区

小腿内侧七个区，头脾胰肾排整齐，直肠在后股在前，脊
柱位于胫前边。胃小盲大腿外区，肝胆胫后长区域，腓后
上肩与膝下，下腹踝后两寸余。小腿背面区域宽，健康腰
背健康髋。

足部按摩、手诊和耳疗这些方法现在比较普遍了，还有一个对多数人来
说可能不太熟悉的反射区就是小腿的反射区。这个全息反射区是杭雄文先生
首创的。我在学习和运用的过程中，逐渐发现了它的很多便利之处。

"没心没肺"的小腿反射区

跟其他的反射区相比，小腿反射区是属于典型的"没心没肺"的类型，
也就是说，人身上大部分脏器在小腿都有对应的反射区，唯独没有心和肺。
没心没肺尚且不论，小腿反射区还有一个特点，就是它完全没有器官，只有
脏腑。就是说像鼻子、眼睛等这些器官在小腿上都没有对应的反射区。这虽
然是小腿反射区的一个缺点，但是古话说瑕不掩瑜，这并不妨碍小腿反射区
在治病防病上的重要作用。

简约豪放的小腿反射区

前几年，我从事反射疗法，儿子一直反对，用他的话说就是"别天天摸人家臭脚了"。可能很多人跟我儿子的想法是一样的，一提到反射疗法就自然想到了足部反射疗法。后来我就跟儿子开玩笑说，妈妈也有不用摸脚就能治病的招数，我说的就是小腿反射区。比方说谁有胆囊炎，我就告诉她，阳陵泉下二寸，这个地方是肝胆反射区，没事儿您多拿大拇指搓搓，可以止吐，胆也不疼，还不用脱鞋脱袜子。用年轻人的话说就是，我这个方法比较简约。

使用小腿反射区的手法属于比较豪放型的。因为小腿上的反射区一般片儿都比较大，所以除了一般的按揉、顺转、逆转之外，还完全可以用擦、推、拍等方法。擦就是用手掌的外侧顺着一个方向用力刮，推就是用掌根推，拍就是直接用手掌来拍打。这几个方法属于"胆大心细"的豪放派，效果都不错。

"平易近人"的小腿反射区

平常我给别人治病的时候，基本上都推荐他们回家自己做小腿上相应的反射区，作为辅助疗法或者平时保健之用，都能发挥它独特的功效。

另外，我感觉小腿的反射疗法适合所有人，尤其是一些比较胖的朋友，也可以轻松给自己做。

有一次，我接诊了一个患者，40多岁，有脂肪肝。我给他做足底治疗，按我的习惯，一般是一边给人治，一边教他们一些小方法，让他们自己回家也做做。可这个人一听说我要让他回家自己做，就一个劲儿地摆手："您可别让我遭这份儿罪了，您看我这肚子，我的脚还搬得上来吗？"我一看，也是，他那啤酒肚绝对不亚于怀孕四个月的孕妇。后来我就告诉他，那您就做小腿，没事儿就多推推肝胆、脾胃反射区，或者用脚后跟蹭蹭都行。再不济，您找个大点的按摩棒，把您那胳膊加长了，总够得着了吧。而且，小腿的反射区不像脚上和耳朵上的那么小，所以也比较容易找着。后来这人走的时候说："杨阿姨，反正您就是有办法治我这懒劲儿。行，那我回家就做去。"

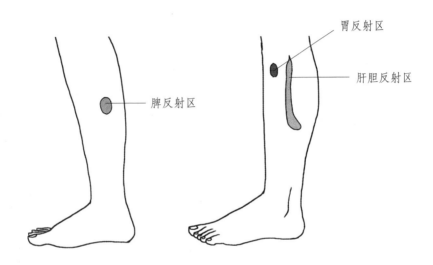

脾反射区

胃反射区

肝胆反射区

刺激腿上的肝胆和脾、胃反射区，有效治疗脂肪肝。

小腿内侧有 7 个神奇按摩点

小腿内侧七个区，头脾胰肾排整齐，直肠在后股在前，脊
柱位于胫前边。

　　小腿内侧，从上到下，依此是头、脾、胰、肾、直肠肛门、腹股沟、脊
柱的反射区。

头部反射区

　　头部反射区在小腿内侧上段，胫骨内髁下缘凹陷处。如果您有头疼、鼻
炎之类的毛病，就每天多揉揉这个区域，找到痛点，重点按揉。

脾反射区

　　脾反射区在头面部反射区下方，小腿胫骨内侧后缘，脾脏有毛病的人就
该每天多揉揉这个区。脾虚肥胖的人，每天揉这个区 30 分钟，坚持下去对肥
胖也有很好的改善。

胰反射区

胰反射区在脾反射区的下面，像糖尿病这种因为胰脏疾患或糖代谢紊乱引起的疾病，在这个区按揉都会有酸痛的感觉。一般我通过足下给别人治疗糖尿病的时候，一定会告诉他们回家自己每天按揉小腿上的胰反射区20分钟。

肾反射区

肾反射区在小腿胫骨内侧后缘，大致位于三阴交穴的位置，这个区域主要治疗泌尿系统及生殖系统的毛病。这是个比较敏感的区，通过按揉这个区来诊病和治疗，都有非常明显的效果。

直肠肛门反射区

直肠肛门反射区在小腿胫骨内侧后方，自内踝后方向上延伸四横指的竖条状区域。像直肠炎、痔疮、便秘、脱肛等病都属于难言之隐，不好跟别人说，还特别难受。这个时候，小腿上的直肠肛门反射区就非常体贴，有了上面这些毛病，您对这个区敲敲打打，或者揉揉捏捏，它自然就知道了。在您这敲打揉捏的过程中病就治好了，老话儿说"此时无声胜有声"。

腹股沟反射区

腹股沟反射区对于治疗生殖系统疾患和腹股沟疝等毛病见效非常快。

脊柱反射区

在腿胫骨内侧缘，自上而下分别为：颈椎、胸椎、腰椎及骶尾骨反射区。颈椎病、脖子不舒服、胸椎的毛病、腰疼、老年人的坐骨神经痛等问题都可以直接调这个兵出来解决。

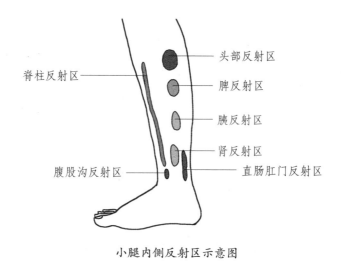

小腿内侧反射区示意图

小腿外侧反射区对消化力最有话语权

胃小盲大腿外区，肝胆胫后长区域，腓后上肩与膝下，下
腹踝后两寸余。

消化系统反射区

胃、小肠、盲肠及阑尾、大肠这几个器官的反射区在小腿外侧前方形成
了一条线，平时消化系统不太好的人或者是突然之间吃得不太舒服、便秘、
腹泻，您就用大拇指使劲儿搓这条线，从上到下，或者从下到上都可以。但
是，在做的时候，一定不要来回搓。要是嫌用大拇指太费劲的话，就用拳头
搓，或手背外侧刮，或者干脆直接用按摩棒都可以。总之，要顺着一个方向。
另外，如果有阑尾炎的话，按压消化系统这几个反射区时痛感会十分强烈，
而大肠反射区对急慢性肠炎的治疗效果显著。

肝胆反射区

除了消化系统的这几个反射区，在小腿外侧腓骨小头下方，胫骨与腓
骨之间凹陷处有一个条状的区域，这个地方是肝胆反射区，主要治疗肝胆

上的毛病。

说到肝胆上的毛病，我想起一件事情。我外甥女是唐山人，有一天她给我打电话，说她的一个邻居大妈，五十多岁，整天嚷嚷胆疼，还每天呕吐，看了好多医生，灌了不少的药汤子、药片子，都不顶什么用。我这外甥女心热，知道这情况后就赶紧问我有没有好点的方子。

因为老人家吃药吃得太多了，实在也经不起折腾了，她就说要个不用吃药的方子。这点还真难不倒我，咱干的就是这不吃药、不打针的行当。我就告诉外甥女："你让那个邻居揉阳陵泉下二寸肝胆反射区，看她疼不疼，要是疼，就忍着疼使劲儿揉。"

后来她打电话过来，说那个邻居在揉小腿肝胆区的时候，发现里面有两个很大的疙瘩。我确定她得的是胆结石或者胆囊炎，就说："你也别分什么病了，反正就是胆上的毛病，跑不了。"我告诉她，每天揉那个疙瘩，使劲儿捻，捻开就好了，不吐了，也不会恶心了。每天揉36～100下，可能揉着揉着疙瘩就没了。开始的时候是酸痛，接着每天揉搓，直到把这个地方揉得跟好肉没什么两样了，那么这胆上的毛病，管她结石也好，炎症也好，就都能缓解了。

后来，外甥女告诉我，她的邻居坚持了两个月，原先呕吐、胆疼这些症状全没了。

现在得胆囊疾病的人挺多的，尤其是胆结石。建议您平时没事儿每天多揉揉小腿这个胆区。还是那句话，又不用脱鞋脱袜子，晚上一边看电视，一边就揉了，什么事儿也不耽误。

肩和膝反射区

　　小腿外侧，还有两个反射区也非常重要：一个是胃反射区下一横指，小腿外侧最宽处的肩反射区，它是调理肩部和上肢问题的必选反射区；另一个是肩反射区下方，调理膝关节痛等膝部及下肢疾患的膝反射区。

女性最喜欢的下腹部反射区

　　小腿外侧还有一个女性会非常喜欢的反射区，就是下腹部反射区。它主要是治疗女性的痛经、月经不调等生殖系统毛病的。当然了，和脚上的反射区一样，对于男性来说，相应的部位就是前列腺反射区了。

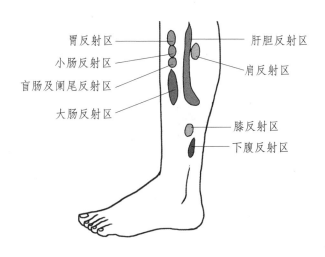

胃反射区　　　　　　　　　肝胆反射区
小肠反射区　　　　　　　　肩反射区
盲肠及阑尾反射区
大肠反射区
　　　　　　　　　　　　　膝反射区
　　　　　　　　　　　　　下腹反射区

小腿外侧反射区示意图

小腿背面反射区是腰背髋保健的特色锦囊

小腿背面区域宽，健康腰背健康髋。

　　小腿的背部，虽然只有腰背部和髋部两个反射区，却都是中老年人必须知道的重要反射区。小腿背面委中穴的位置是腰背反射区，对治疗腰疼和下肢的毛病很有效。在腿背面的下方，跟腱上方，是主要治疗髋部疾患及坐骨神经痛的髋部反射区。

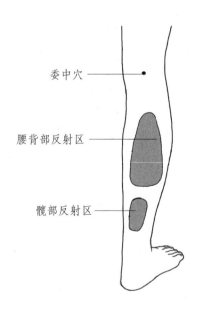

委中穴

腰背部反射区

髋部反射区

小腿背面反射区示意图

激活中老年人特效反射区自愈力的方法

对小孩子来说，因为他们体内的能量储存得很多，阳气比较足，所以反射区的活力很容易激发出来。相比较来说，中老年人由于阳气耗损严重，反射区活力的激发就要多管齐下了。

如果说人体的反射区是面的话，那么关节就是把它们串起来的点了，只有将关节的活力激活，整个人才会充满活力。这里，我把自己平时经常练的健身十二步操告诉您，建议中老年朋友每天坚持练习。

第一步：脚趾抓地 25 下。这样不仅能让您的脚趾关节更灵活，还可以激活脚趾部的反射区。大脑、小脑、眼、耳还有甲状腺反射区等都集中在这里，所以经常锻炼这个动作，头脑就很容易保持活力。

第二步：绕踝（见图一）。双手叉腰，四指朝前，单脚站立，另一只脚脚尖着地，做内旋、外旋各 12 次，然后再换另一只脚，重复相同的动作。

这个动作，大家一看就知道是怎么回事了。脚踝周围也有很多的反射区，主要是免疫系统和坐骨神经反射区，做这个动作，这几个区连带着脚跟、脚面甚至整个脚都得到锻炼了，两脚灵活了，走路都轻便。

第三步：绕膝（见图二）。双脚并拢下蹲，双手轻轻放在膝盖上，以膝盖为轴，先向左再向右，各旋转 12 次。请切记，臀部要与背部保持在一条水平

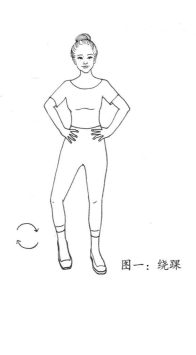

图一：绕踝

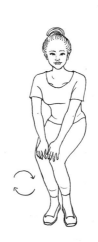

图二：绕膝

线上，不要翘起来。膝盖是人体最大的关节之一，非常重要。关节就好像一个关口，经常活动活动膝关节，把这个关口给疏通了，身体内的气才能自由流动。另外，练习这个动作还可以激活整个小腿反射区。

第四步：绕腰（见图三）。双脚并立，与肩同宽，双手叉腰，四指朝前，以尾骨为中心画圆，左右各12次，可使腰部关节得以调整。《黄帝内经》上有一句话，叫作"腰为肾之府"。绕腰就是让您把腰的作用发挥出来，越转越灵活。当然了，腰还连着腹部反射区呢，经常转转，人的先天之本——肾，就能好好地为人体服务。

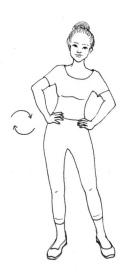

图三：绕腰

第五步：绕肩（见图四）。双脚开立，与肩同宽，双手下垂，以肩关节为轴前后各绕 12 次，对防治肩周炎等病有很大的作用。肩关节也是人的一大关节，绕肩的作用跟绕膝差不多，也是要使这个关节变得通畅起来，便于气血的流通，好处咱就不用多说了。

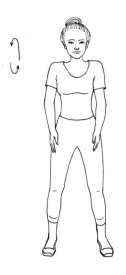

图四：绕肩

第六步：绕颈（见图五）。双脚开立，与肩同宽，双手叉腰，四指朝前，眼微闭，头部前低、左低、后仰、右低，这套动作做 12 次，然后绕环，正反各 12 次。如果感到头晕，可以把眼睛睁开。

脖子是人的一个交通要道，您吃进去的饭消化以后转换成的精华，要通过脖颈才能输送到头面部。您的脑子能想问题、眼睛能看景儿、耳朵能听声儿，还不是全靠这些精华吗？所以，多转转脖子，让道路通畅，是相当有好处的，便于这些精华输送到各处。

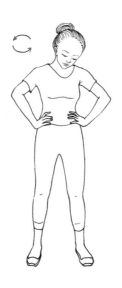

图五：绕颈

第七步：叩指肚（见图六）。五指伸开，掌心相对，左手的五个手指指肚去碰右手的五个手指指肚，就这样连续叩打 12 次。手指指肚属于身体的末梢，就像小树枝一样，气血往往难以到达，做这步操能把通过手指的六条经脉都疏通了，同时手指指肚上分布着大脑反射区，这个动作可以对头部进行刺激。

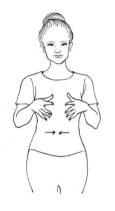
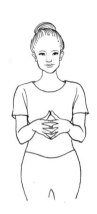

图六：叩指肚

第八步：叩掌根（见图七）。五指伸开，掌根相对，互相叩12次。这个动作能从根部滋养双手，调理生殖系统和泌尿系统，让您将健康牢牢握在自己手里。

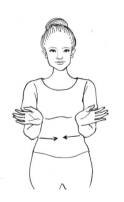
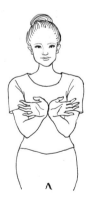

图七：叩掌根

第九步：互叩双手尺侧（见图八）。五指伸开，掌根向内，双手尺侧互相叩12次（尺侧就是小拇指那端），这里集中了肩和膝反射区，做这个动作，可以对肩关节和膝关节进行进一步调理。

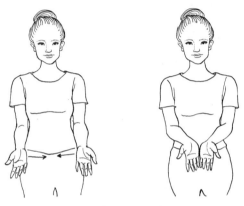

图八：叩尺侧

第十步：互叩双手桡侧（见图九）。五指伸开，双手虎口相对，双手的桡侧互相叩12次（桡侧就是大拇指那端），此处分布着脊椎反射区，这样做对背椎起到了调理作用。

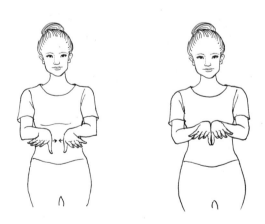

图九：叩桡侧

第十一步：叩手背（见图十）。五指伸开，手背上下相对，手背互相叩 12 次，这个动作可以健康腰背。

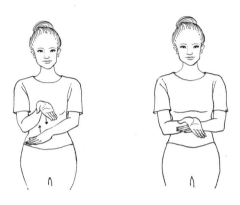

图十：叩手背

第十二步：拍掌（见图十一）。五指伸开，掌心相对，拍 100 下，排到手微微感到疼为止，力度不要太轻。手掌也是脏腑的一个反射区，拍掌自然就对内脏进行了调理。

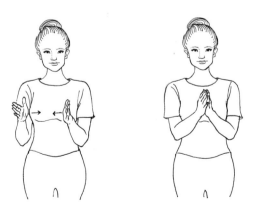

图十一：拍掌

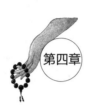

第四章

腰好腿好一身轻
——上肢疾病的调理方法

颈椎病：药方藏在拇指上

症状：脖子酸，僵硬，转头时嘎巴响，不自觉地想甩脖子。

方法：1. 在颈部刮痧，刮到出现紫红色或紫黑色痧点，等
痧褪完以后再刮，直到痧变成正常的红色。

2. 脖子后面如有一块很硬很凉的肌肉，用梅花针重
点在此点刺放血。

3. 把装着大盐粒的布袋子放在微波炉里加热，每天
睡觉时枕在脖子下面。

有一次在电视台做节目，我给节目主持人现场刮拭了一次颈椎。当时我
只用刮痧板轻轻刮了几下，她脖子后面就红了一大片，紫红紫红的。现场观
众一片哗然，主持人自己也在问："我怎么了？我脖子怎么了？谁能告诉我，
我颈椎怎么了？"看来她没有感到疼，但是却出了那么大片的痧，这证明她
的颈椎病已经非常严重了。

节目结束以后，我问她平时是不是不怎么注意保护脖子。她说因为工作
太忙了，经常晚上熬夜看稿，平时会觉得脖子酸、僵硬，有时候还会不自觉
地想甩脖子。但是因为没什么大碍，她也就没在意。

颈椎病可用刮痧来预防

其实，颈椎病在前期确实是小病，就是脖子有点不舒服而已。如果大家稍微懂点保健的知识，这些小毛病就不会困扰自己了，更不会发展成大病。

人的颈椎常年露在外边，寒气很容易窜进去，再加上脖子长期保持一个姿势不动，那么寒气自然就冻在那儿了。在颈椎刮痧就是为了梳理气血，气血的通道顺了，颈椎的大小问题自然就都没了。

如果您经常脖子不舒服，发僵、发硬，有时候扭脖子"嘎巴、嘎巴"响，那么我建议您买一块刮痧板，隔一段时间就给自己刮刮。当然了，得请别人来帮忙。

在颈椎刮痧的时候，一般刮到皮肤出现紫红色或紫黑色痧点就可以了，而且要等这次的痧褪完以后再继续刮。坚持刮一段时间，最后刮出的痧会变成正常的红色，或者脖子会明显觉得疼，这证明您的颈椎病已经好了，就不用再刮了。

改善颈椎病的其他小妙方

除了在颈椎处刮痧之外，我再告诉大家几个针对颈椎病的小方法：

每天坚持在拇指内侧颈椎反射区自足趾跟部向趾尖按推 36 下，并在斜方肌反射区刮按，可有效改善颈肩不适。

清晨起床可以分别提拉拇指，顺转 9 下，逆转 6 下，开始会感到手指根部不舒服，甚至有响声。坚持一段时间之后，手指和颈椎都会越来越舒服。

说到这里，不得不说一说"囤肩肉"，也就是脖子后头的一块很硬很凉的肌肉。有"囤肩肉"的人常感到颈椎不适，感觉冷凉，实际上这是严重瘀阻造成的，可以根据不同情况分别用刮痧、拔罐和生克补泻法来打开瘀阻。对于瘀阻特别严重的人来说，一般的拔罐、按摩起的作用不大，必须放血。具体做法是先用梅花针重点在这块肉周围点刺，然后在大硬肉底部到肩部扎孔，再用真空罐往外放血。这样拔出来的血往往是紫色的瘀血。

除了"囤肩肉"，人们身上其他部位也有很多这样的大硬肉，看似是胖，其实不是。它主要是瘀血囤积形成的，要想消除它，您就必须把多余的瘀血拔出去，让此处的血液重新循环起来才能解决根本问题。

治颈椎病要从娃娃抓起

现在颈椎病已经不是大人的"专利"了，所以这里我要专门说说孩子的颈椎问题。我知道一个9岁的小男孩，他也得了颈椎病。这是什么原因呢？因为现在的书越出越厚，孩子的书包越来越重。孩子背上双肩包以后，小脖子就得探着。而且，孩子上课很辛苦，回家还得做几个小时的作业。老师布置的完成了，家长望子成龙又给出两篇作业。这种高强度的学习让孩子严重地体力不支。

背的书包重、上课累、做作业辛苦，长此以往，孩子出现了颈椎疼。但是孩子皮肤比较稚嫩，刮痧不是合适的方法。您给他在脚上按揉颈椎的反射区，他也不一定能老实待着。

所以，对这些得颈椎病的孩子，治疗方法一般是让他枕大盐袋子。人体当中，头是最重要的，因为头是阳气汇集的地方，人能活着，就是因为人体内的阳气。阳气从哪里来？从阴气那里来，阳生阴长，互相生长。盐本身就是属阴的，它归于肾，可以明目、通便。最重要的是，盐是用来调和脏腑的，盐粒又能吸热及储热。

您可以缝一个布袋子，装上大盐粒，然后放在微波炉里加热，每天睡觉的时候枕着它，让盐气从头后面的孔穴进去。这样做不仅可以养头部的精气，还能把阻塞的道路打通。

另外，家长可以把自己的手搓热，每天给孩子在脖颈这儿搓搓。

脖子是身体最薄弱的一个地方，风寒最容易进去，要注意保护。说到这里，我也要顺便提醒那些穿露脐装、爱美的小姑娘，身体前面是肚脐连着脏腑，后面是命门连着整个脊椎，穿露脐装的话，冷气从命门进去以后对脊柱有伤害。脊柱一受伤害，首先受不了的就是脖子。所以，可不能只为了好看就不顾自己的身体。

落枕：先要活血化瘀

症状： 落枕，颈肩部不舒服，肩部肌肉高高耸起。

方法： 1. 从风府到大椎分9点，每点做按揉，顺9逆6，做

9遍。

2. 在落枕的一侧从风池到肩根分6点，每点做顺9

逆6，做6遍。

注意： 不要过度劳累，加强锻炼和滋补。

落枕不是什么大毛病，一般情况下，不用管它，过一两天自己也会好。很多时候，落枕是由于枕头过高或者保持一个睡姿时间过长，有的地方抻到了。相比之下，劳累过度和体质弱的人更容易落枕。

落枕不完全反映在颈部，往往是颈肩都不舒服，肩部肌肉高高耸起。针对这一情况，您要重点梳理颈部的关节和肌肉。从风府到大椎分9点，每点做按揉，顺9圈逆6圈，做9遍；落枕的一侧从风池到肩根分6点，每点做逆6圈顺9圈，做6遍。这样，颈部肌肉就松散开了。然后在肩部用小鱼际做团揉，遇到痛点，就用生克补泻法把痛点解开，再敲打81下。这样血液循环畅通了，身体就舒服多了。

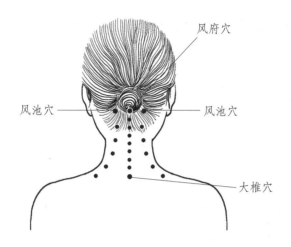

风府穴

风池穴　　　　　　风池穴

大椎穴

肩颈不舒服，就要重点攻克风府、风池、大椎这几个"堡垒"。

　　我曾经把这个方法教给我的一个编辑，结果她真就用上了。有一次，她早上刚上班，公司的一个美编就歪着脑袋来找她了——因为这个编辑经常从我这儿学一些小招儿，所以同事们有什么小毛病都来找她。当时，那个美编说可能是睡觉压着了，早上起来就开始脖子疼，而且肩膀上有一个大疙瘩，还非常凉，肌肉也是又硬又紧的。这位编辑就用我上面讲的方法给美编按揉，结果所有的同事都来围观。经过那个编辑像模像样地一折腾，美编的脖子还真就不疼了，脑袋也不歪了，肩膀也舒服了很多。

肩周炎：寒气才是罪魁祸首

症状：抬胳膊有针扎的感觉，肩部发凉。

方法：1.身体紧贴着墙，手指爬墙，爬到最高点，再慢慢
按原路返回。在做的过程中，手臂不能抬起来。

2.在最痛点周围上下左右分4个点，在每个点按揉，
顺转9圈，逆转6圈，最后在中间痛点做顺36
逆24。

3.沿着肩胛骨内侧缘，顺着骨缝走罐，之后再把6
个小罐密排上，拔10分钟。

4.把烤热的土豆搁在肩膀上，每天一次，连续3~5次。

肩周炎又称冷凝肩、五十肩，症状就是肩膀疼，胳膊抬不起来，往后背
也背不过去，一伸手就像电击一样疼。有的时候，老人们凑到一起打牌，刚
说要摸一张牌，一伸手就感觉跟针扎似的，那个疼劲儿一下子就钻进去了。

肩周炎的由来

天气很热的时候，有的人晚上睡觉习惯把肩膀露在外面，时间一长，肩
膀这个地方受风了，您用手摸摸，这儿就比身体的其他部位要稍微凉一点儿。

肩周炎就是这么来的。

　　凡是骨伤或是筋骨上的毛病大多跟寒有关。年轻时不太注意，到老了，这长年积累的寒就开始折腾您了。就好比说，年轻时谁都不是哈巴腿，两条腿都很直，但到六七十岁就不行了，寒了、钙质缺失了、关节变形了，基本都"哈巴"了。一说肩周炎，听起来好像是肩膀的问题，其实病根并不在肩膀头，而是因为肩胛骨后面的肌肉粘连引起的。

治疗肩周炎的搭配之道

　　我这儿有一套手指爬墙操，这套手指爬墙操是治疗肩周炎的极简之道。您天天练，对治疗肩周炎效果非常好。以前某报社的一个总编得了肩周炎，到我这儿来治。我让他把手贴着墙，够到最高的高度，结果他只能举到跟头差不多高。我拿指甲在墙上划了个印儿做记号。

　　同时，我又用生克补泻法给他治疗。在肩胛骨的内侧缘上，一个点一个

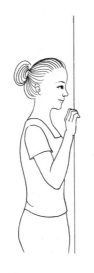
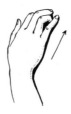

身体紧贴墙，手指往上爬。

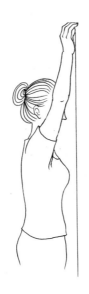
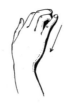

爬到最高点，手指原路返。

点地按摩，遇到痛点，也就是牵制肩周活动的肌肉粘连点，要把它拨开。怎么拨呢？先在痛点的周围两指宽的地方，上下左右定 4 个点，然后在每个点按揉，顺 9 圈逆 6 圈，最后在中间痛点做顺 36 逆 24。这样就能把这个痛点及周围环境都疏通了。

然后我让他手指往上爬，尽量爬到最高点，到最高点我又划了个印儿，再让他慢慢地把手指按原路走下来。走回来要慢，不能一下就拉下来。他把手拉回原位，我再一看，这次的记号比最开始高了 40 厘米。

做这个操的时候身体得紧贴着墙，手臂不能抬起来。天天做，比较轻松地就活动了整个肩部和手臂，肩周炎就会有很大的改善。

在治疗的时候，我把这两个方法配合起来，同时我让他回家每天练手指爬墙操。一个月后，这位总编的肩周炎就没再犯过了。现在他还坚持练手指爬墙操，已经形成一个习惯了。

同样的方法我还给迪拜的一位王妃用过。当时，我用一个不锈钢勺蘸了一些橄榄油，用这个方法给她做完一遍后，她的胳膊马上就举起来了，她非常高兴，盛情邀请我留下。

治疗肩周炎的其他妙方

平时我们也可以用拔罐的方法来治疗肩周炎，火罐效果当然是最好的。还要提醒您的是，不仅要拔肩膀头，还要拔肩胛骨和肋骨之间的这段沟。这个缝隙最容易进风了，所以要重点拔一拔。

具体做法是沿着肩胛骨内侧缘，顺着骨缝走罐，走完罐以后再把 6 个小罐密排上，拔 10 分钟。您如果不会走罐，就直接密排上 6 个罐，只是留罐的时间要稍微长一些，大概 15 分钟后取下。一般一周拔 3~5 次，这样能把骨缝里的寒气拔出来，同时也消解了肩胛骨肌肉里面的粘连，促进血液循环。

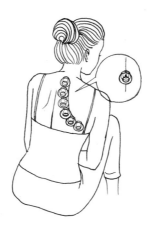

在肩胛骨内侧拔罐，可拔出寒气促进循环。

还有一个较为简单的方法，对家里还用大锅烧火做饭的人来说，这个方法操作起来特别方便。大锅烧火做饭，做完饭会剩下炭火，把土豆扔进去，利用炭火的余温把土豆烤熟，并使它保持这个温度。土豆用水煮熟的话也可以，但效果就差一些。把热土豆搁在肩膀上，等土豆凉了再扔掉，3~5 次下来会有很好的效果，这也是一个集中火力祛风的过程。注意土豆不可过热，以免烫伤。

背部酸痛：找到痛点围追堵截

症状： 背部酸痛，怕冷。

方法： 1. 在大椎、肺俞、肝俞、长强拔罐，然后分别按揉
这几个穴位，顺9圈逆6圈。

2. 分别在大肠、肺、心、胆、肾、胃的反射区做生
克补泻法。

3. 把报纸卷成一个纸棒，用布袋装起来，敲打后背。

我有一个朋友，前几年住的房子非常小，一间屋子半间炕。她爱人偏瘫
了，占了一张床。她只好在仅剩的地方对着门搭了一张帆布的行军床，门还
不能关严，冷风"嗖嗖"地从门缝吹进来。再加上行军床离地面很近，阴气、
凉风一起袭来，她后背就受不住了，酸痛得厉害，十分难受。

背部酸痛也不完全是因为受风引起的，除了受风、受寒，还有一些人为
的因素，比如长期坐在电脑前不动。严重的也有可能是脏腑出了问题，就是
中医讲的"背为胸之府"。

生克补泻法治疗背部酸痛

背部酸痛的人往往感觉浑身不舒服，行动不便。如果不及时采取治疗措

105

施，风寒逐渐进入身体内部会导致气血不通。日子久了，血就瘀住了，最明显的症状是大热天还感觉冷。4 月份的天，我那个朋友穿着棉袄、羽绒服，外边还得套着棉坎肩。久而久之，身体不舒服加上服侍患者的劳累，使她产生了厌世的情绪。

我听到这个消息后，非常担心，赶紧到了她家。我先给她揉了揉背部，检查一下她的情况，发现她是因寒而伤，脏腑没有大碍，所以我就决定给她进行经络拔罐。首先在大椎、肺俞、肝俞、长强拔了 15 分钟，然后对后背的大椎、肺俞、肝俞、长强分别顺时针揉 9 圈，逆时针揉 6 圈。起罐后，各个部位均呈黑紫色，这说明她瘀血很多，经脉不通畅。

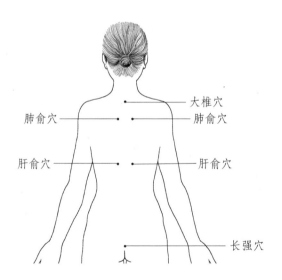

缓解背部酸痛，首先疏通背部经脉。

有时候您感觉后背疼，实际上可能是相应的脏器在疼。治疗时就得用生克补泻法。比如，大肠对应的是 1，肺是 2，心是 3，肝是 4，胆是 5，肾是 6，胃是 7，脾是 8。肾对应的是 6，那么刺激肾反射区的时候，就在它的上下左右四点分别按揉，顺时针、逆时针各 60 下，然后在当中点按 100 下。其他的反射区依此类推，比如胃做 70 下、脾就是 80 下等。这样做就把整个五脏六腑都梳理了一遍。

我们背上本身就有五行存在，用这个方法就等于给后背做了一个完整的梳理，使五脏六腑达到一个生克补泻的平衡。

在治疗的第二天，她就感觉舒服多了，用她的话说就是我把她后背的三座大山弄下去了，她觉得生活充满了希望。

纸棒敲打法治疗背部酸痛

经常背部酸痛的人，我还教您一个方法：做一个纸棒敲。缝一个大约 45 厘米长、10 厘米宽的筒状布袋，把几张报纸卷成筒状，装在布袋里。拿这个纸棒自己每天敲打后背 15 分钟。那个纸筒要软硬适度，太硬了敲起来太疼，太软了敲着没力。

至于具体敲哪儿，我有一个说法就是找"别扭"，您不必太费劲地去记那么多的经络。哪儿疼就在哪儿敲。把疼的地方敲开了、揉开了，全身都畅通无阻了，没什么地方堵得慌，自然就不疼了。

有了这个棒，身体上下左右都能照顾到。别人也可以帮忙，夫妻之间，你帮我敲几下，我帮你打几下，治病的同时，关怀也都有了。

要想预防背部酸痛，主要就是要避风寒。天气凉的时候，晚上睡觉的时候，熬夜的时候都要保护好肩膀和后背。另外，也不要一直坐着，如果后背长期保持一个姿势，血脉不畅，就很容易酸痛。想要健康的身体，从保护好后背开始吧。

统治所有无名酸痛的魔法

我认识天津的一对从事按摩工作的夫妻。有一次，我打电话让她来我家，可她说："杨老师，我去不成了。我给儿子买结婚礼物时摔了一跤，腰疼，起不来床，都三天了。"我说："我给您弄弄去吧！"她说："不用了，他爸给我弄了三天了，我还是翻不了身。"我说："我去看看。"我到她家一看，她脸朝里躺着，都回不了头。我说："您受点累，趴过来。"她趴过来，我点点她的后背找到几个痛点，于是以这几个痛点为中心，分别按揉，每点顺转9圈，逆转6圈，然后在中间最痛点做顺36逆24。做完以后，我根本没扶她，她自己就能坐起来了，两口子都非常吃惊。

做完上面的动作以后，我又在她背部的督脉和膀胱经梳理了一遍。

按摩后，她就能下地了，下地以后她感觉还有点疼。我想她可能腰肌这块有点抻到了，就让她躺好，比较她两条腿的长短。一比我就发现她右腿短，那肯定是骨盆歪了，我从她相应那条腿上去按摩。具体方法是：先用纸棒在她后背敲打了几分钟，再找到几个痛点，分别运用生克补泻法。以痛为俞，把她的上下左右痛点都疏通了，最后再疏通最痛点。所有的痛点都疏通了，整个后背就得到了调理。

生克补泻法有一个最大的优点，就是它的可操作范围大可以大到您整个身，甚至从头到脚；小可以小到苞粒那么大。比如我的一个男学生，他说胳膊有一点疼，好像伤着了。我把他的手拽过来，找着那个疼点，做一个小的生克补泻，这个单元可大可小，做了一次，他就好了。

我们的身体可能总有一些地方会莫名其妙地疼痛，这个时候您都可以用生克补泻法。

含胸驼背：5 步美颈健背法

症状：两个肩膀一高一低，"S"形脊柱，含胸，肩颈毛病。

方法：1. 用推背的方法使关节疏松；把双肩尽量往后掰，

胸挺起来。

2. 检查第二掌骨反射区，揉搓有沙粒、硬结和凹陷

的地方。

3. 按摩足部的肺、肾、肝、脾反射区。

4. 做美颈健背操。

注意：不要用太大的力，以保护脊柱为主。

脊柱有问题的人现在真是不少：年轻人经常用电脑，不注意坐姿；小孩子骨质比较软，脊柱没有成形，再加上书包过沉；上了岁数的人常年骨骼、肌肉劳损；家庭主妇经常窝在沙发里看电视。这些都容易造成两个肩膀一高一低，或者形成"S"形脊柱。

一般人只要症状不是太严重，平时自己多注意休息，每天扩胸 5 分钟，就不会有太大问题。如果脊柱已经开始变形，就要做整脊按摩。

从背部调理脊背问题

2003年，有一位从新加坡来的患者找到我。这个人50多岁，一看就是一个肩高一个肩低，而且很没精神。

我一检查，发现她的脊柱是"S"形的。

调整时，首先从背部开始，下边用毛巾垫上，一节一节地松，松完以后，凸出来的地方往下按，力度要适中，不可蛮干。这样松完、按完以后，我在她身体下面垫一个支撑物，然后把她的双肩轻轻往后掰。

我先握住她的双肩，慢而有力地尽量往后掰，让她把胸挺起来，肩往后展。肩如果没有展开就看不出脊背的弯曲程度，没办法集中调整。

肩部展开之后再调整关节。调整关节的时候，要顺着关节生长的方向把凸出来的关节推进去，不要着急，一节一节慢慢推。每次推的时候，我都要给她做一些梳理动作，让她的神经系统以及供血不受影响。力度不宜过大，要循序渐进。

我连续给她做了5次，明显感觉她两肩一样高了，背也直了，精神一下子好了起来。

不管是神经问题，还是因受寒或其他原因造成的脊柱变形，都可以通过这种推按法进行梳理。就像修理生锈的弹簧一样，只要把锈去掉，上点润滑油，脊柱就可以自动恢复弹性。

注意，调整关节要找经过专业训练的人来做，否则很容易矫枉过正，导致不良后果。

现在孩子的课业负担越来越重，孩子很容易形成"S"形脊柱，父母不要觉得买个背背佳就可以一劳永逸了。孩子每天放学回来，家长要给他推推背，调调脊椎，这才是防止孩子脊柱弯曲的好方法，效果比穿背背佳不知好多少。

当然，给孩子做的时候力度不要太大。刚开始一段时间，做完以后孩子可能会感觉呼吸受阻，这是因为刚刚把肩膀和脊柱都调整到正常状态，他一时适应不过来。这时候再给孩子戴个质量好的、适合他的背背佳，巩固巩固。千万不能买通号的，更不能买劣质的。

从手部调理脊背问题

对于"S"形脊背或脊背部的其他毛病，如果您觉得在后背调理比较麻烦，不是很好操作，那您可以通过梳理第二掌骨反射区来调整，操作简单，也很有效。

用大拇指推按第二掌骨，随时随地都可以做，每天至少推按10分钟，这样，全身的气血都畅通了，可以对骨骼的变形起到一个遏制作用。

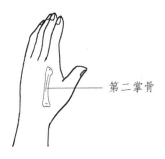

第二掌骨

有了第二掌骨反射区，调理脊背手到擒来。

还有一个简约的方法，腰背部不舒服的人手背上通常都有青筋，不同位置的青筋暴露出不同的背部疾患。拇指掌青筋说明颈椎不舒服，食指掌青筋说明肩背不舒服，四指掌青筋说明腰背不舒服，小指掌青筋说明尾部不舒服。

我们可以通过手背部中指掌做调治。我一般用一次性筷子的小头点按相对应部位，这个方法可能很疼，但是几分钟就能看到效果了。

脊背变形不仅是骨关节变化、韧带松弛造成的，它还跟肝经有关系，因为肝主筋。另外，脾主肉，肌肉软塌塌的就跟脾虚有关系。所以调理时，我们要对足部的肺、肾、肝、脾等反射区进行全方位的"呵护"。

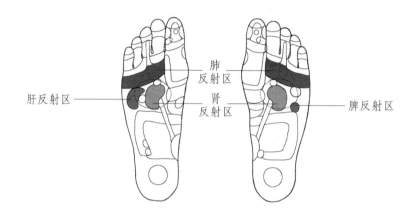

防止脊背变驼背，着重调理肝和脾。

如今的白领都有亚健康问题，尤其是颈椎病很普遍，有的还驼背。挺漂亮的小姑娘身姿不好，显得很不精神，更糟糕的是，年龄大了以后，这些毛病往往还会引起其他病变。

由此可见，脊柱弯曲、驼背等都不是因为某个关节突然出问题造成的，一定是长期的不良生活习惯导致的。那么我们也要用温和的手法，像解扣子一样把关节一节一节地解开，让里面淤堵的脏东西有个出去的通道，也让紧张的韧带放松下来，这样，脊柱自然就能恢复正常了。

美颈健背操

调理颈椎不适的方法有很多，比如枕大盐粒枕头、颈部刮痧、按摩手脚上的颈椎反射区等，这些方法都比较适合在家里做。现在，我再教给大家一个美颈健背工间操，您在上班休息的时候就可以练习。

第一，"鹤摇首"和"鹤点首"。"鹤摇首"就是头探出来，从左往右画圈，然后再从右往左画圈，反复9次。"鹤点首"就是头往前伸，前、下、后、上，反复9次，这样就把颈部的筋都舒展开了。这个操最好是在人最容易犯困的时候做。我把这个方法称为献给职场人士、电脑族的"凤飞鹤翔去颈椎病法"。

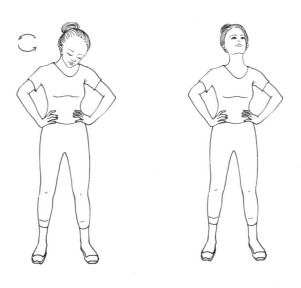

摇摇头，点点头，舒展颈部筋骨。

第二，扩胸，展肩。

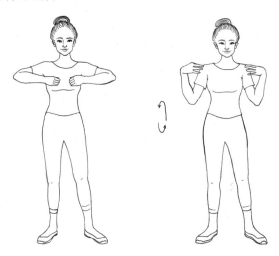

每天练习5分钟，拥有挺拔身姿。

第三，摇腰。保持上身挺直，双手叉腰。按照"先左后右""先前再后"的顺序尽量活动腰部，然后按"左、前、右、后"的顺序旋转腰部，反方向也要来一次。每天做 20~30 次。

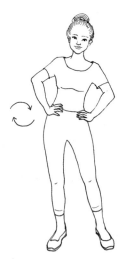

顺转逆转，摇出纤细腰身。

第四，蹲起。每天抽 5 分钟练习 10 个蹲起动作，不浪费什么时间，却能保证您每天健健康康。下蹲的时候，要一直保持身体竖直，不能弯腰撅屁股。膝关节要与脚尖保持同一个方向，不然很容易受伤。起立的时候要用腿的力量把身体举起来。

第五，蹬小腿。经常坐办公室的人，腰背很容易出问题。小腿后面是腰背部反射区，哪儿疼就说明腰背部哪儿不舒服。

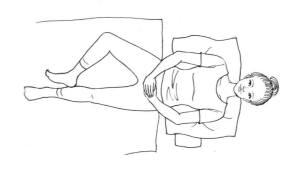

多蹬小腿后部，缓解腰背疲劳。

我经常跟年轻人说，趁着年轻，胳膊腿都还灵活，没事儿多蹬蹬小腿。晚上泡完脚，看电视或看报纸的时候，就用脚后跟去蹬小腿后面，对缓解背部疲劳非常有效。

网球肘：并非网球运动员的"专利"

症状：肘部酸痛、冷、胀，肌肉拘挛，肘关节外侧疼痛，
拿东西没力气。

方法：1. 在小臂上找到最痛点，先在痛点的上下左右分 4
点，分别按揉，顺时针 9 圈，逆时针 6 圈。再在痛
点做顺 36 圈，逆 24 圈，最后拍打几下。

2. 花椒（最好是川椒）加盐洗泡。

　　网球肘这个病是因为网球运动员容易患而得名的，它的医学名叫肱骨外
上髁炎。网球运动员活动时，肘关节屈伸次数多、力度大，受损机会就多。
当初，外国医生就是因为看到得这种病的网球运动员居多，所以给它起了这
个名字。

　　其实，不光是网球运动员，一般的木匠、钳工，甚至乒乓球、棒球运动
员也容易得。除此之外，女性得这个病的也比较多，尤其是家庭妇女。可能
大家会想，她们又不做运动，怎么会得网球肘呢？这些人经常出去买菜，胳
膊上一会儿添上三斤，一会儿添上两斤，又要走很远的路。在不知不觉中肌
肉一直处于一种紧张的状态，常常会肌肉拘挛。这个时候会有冷、胀、疼的
感觉，发展厉害了甚至肘关节的鹰嘴处也会疼。有些肘关节活动并不多的人，
由于局部受到损伤或受凉也会得这个病。中老年人由于肌腱纤维退变、老化，

损伤后往往不能很快恢复过来，发病率较高。所以，网球肘并非网球运动员的"专利"。

得网球肘的原因有很多，中医学认为这种病是因为劳伤气血、筋脉不和而引起的。

怎么调理网球肘呢？生克补泻法就是一种不错的疗法。首先在患者的小臂上找到最疼的点，以这个点为中心，分设上下左右四点。先在这四个点用大拇指按揉，顺时针转9圈，逆时针转6圈，达到局部平衡，再在最痛点做顺36逆24，最后再拍打几下，让紧张的肌肉尽量放松。

我的一个朋友得了网球肘。有一天，她说："我这胳膊疼死了，天稍微阴一点我就得拿手抱着胳膊。感觉那块儿血都不流畅了，而且肘部有凉的感觉，这个鹰嘴还疼。"我说："您忍着疼，我给您做做。"我就按上面的方法给她做，做完后，她告诉我说胳膊还是疼，但不是原来那种疼法了，原来那种疼感觉不到了，就感觉我给她捏得疼。一周以后，这两种疼都没有了，她的胳膊就舒服多了。

为什么做完以后会疼一周呢？因为在痛点我是用重力按揉的，相当于以指代针了。这就像您感冒了，打一针好了，但针眼还得疼一会儿。

另外，在做的时候不要急于求成。年纪比较大的，就要缓缓而做，力度小一点。年轻、身体又比较好的，没有心脏疾患的，可以稍微用点力，基本一次就可以痊愈了。

得了这种病，最重要的是要注意保健，不要超负荷用力。平时一旦有胳膊胀痛、怕冷的感觉，不用等得了网球肘，就可以自己调理了。另外，可以用花椒（最好是川椒），加点盐，洗泡一下手。经常胳膊疼的人、家庭妇女或者老年人，平时隔三岔五地用花椒水泡泡手，就能起到预防网球肘的效果。

胸胁痛：背部和足部联合"用药"

症状：由外伤、生气或劳累过度等引起的胸胁痛、肋软骨
发炎、岔气、闪腰。

方法：1. 在身体的痛处和脚上的肋骨反射区的最痛点，分
别用生克补泻法进行按揉、刺激。

2. 在后背的肾俞和痛处拔罐，拔 15~20 分钟。

3. 如有必要，可吃些疏肝调气的药。

注意：注意休息，保持心情舒畅。

　　我的一个朋友，出车祸后被送进医院，经过治疗没什么大碍，但回家不久就感觉胸胁疼痛，连喘气儿都疼。他找到我后，我就在他脚上的第一跖趾关节和第五跖趾关节这两个肋骨反射区找痛点，刚一碰，他就痛得受不了，这明显是肋软骨发炎了。我便让他忍着点疼，然后给他使劲点按脚上的两个肋骨反射区，点按了 15 分钟。当天晚上，他就觉得不那么疼了，能歪着身子睡觉了。

　　如果您也遇到这种因外伤导致的不明胸胁疼痛、胀气，很可能是肋软骨发炎了，就在足部的肋骨反射区找到最痛的点，连续、用力地按揉，疼痛就会缓解。

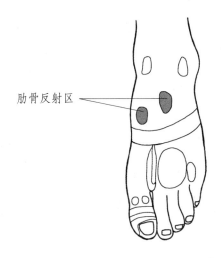

胸胁疼痛就找足背的肋骨反射区。

肋骨反射区

这个方法不是我发明的，是我跟王秀英老师学的。她是电影《上甘岭》里面的护士的原型，是一位非常值得尊重的老人。我把她的这个方法告诉大家，大家普及开来，就算是我们一起向英雄致敬。

胸胁痛的原因除了上面说的外力撞击外，还可能是肝郁气滞所致。

什么是肝郁气滞呢？就是像岔气一样。比如我原先的一个邻居，还在娘肚子里时就随母改嫁，继父那边的家人老是在背后对她和她母亲指指点点。有一次她实在听不下去了，暴怒之下和继父的家人吵了起来，吵完后火还是一点没消，最后胸胁疼得很厉害，还吐苦水，吐出来的水都是绿色的。

她找到我后，说："我的嘴苦死了，胸胁还疼。"我想她可能是因为胆汁出来了。当时，我就把这个方法给她用上了，还给她做了针灸，又让她吃了点舒肝调气的药，这样调理了一段时间，她才好转。可见，生气伤人的后果真是严重啊！

还有一个造成胸胁痛的原因，我认为是劳累。就说我吧，我儿子小时候很胖，有一次我抱着他上公交车，根本上不去，我只有一只手抱着他的腰，另一只手拽着门把手，费了很大劲才上去。久而久之，胸胁处就开始不舒服了，肋软骨发炎了。我当时还不知道这个方法，就忍着，过了很长时间才好。

像这种事情在生活中是很常见的，比如有的人在搬重物的时候一下子闪了腰。遇到这种情况，一是在痛处做生克补泻法；二是在自己脚部的腰反射区上找最疼的点，再在痛处按揉，每天5分钟；三是在后背上肾俞和痛处（也就是阿是穴）拔罐。上罐时间一般是15~20分钟。

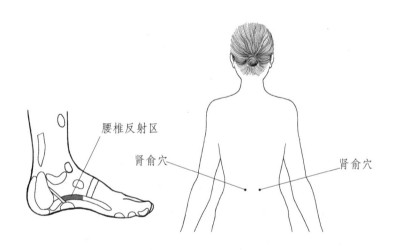

腰椎反射区

肾俞穴

肾俞穴

治莫名疼痛时，需要综合调理。

通过这样的综合调理，像一般的闪腰、胸胁莫名疼痛等小毛病都可以很快消失。

腰疼：良方请往后背求

症状：骨质增生、骨刺、椎间盘突出、椎管狭窄等各种
腰疼。

方法：1. 在命门和肾俞拔罐。

2. 沿着脊柱两侧拔罐，拔 10 分钟左右，然后逐渐增
加时间。

3. 在腰上最痛的点附近定上下左右 4 个点，分别按
揉，顺 9 逆 6（或顺 36 逆 24），然后在中间做顺 36
逆 24（或顺 90 逆 60），最后敲打 81 下。

注意：调理期间改睡硬板床。

许多老年人都有腰椎的骨质增生、椎间盘突出、椎管狭窄等腰部疾病，
有时自己也分不清楚具体是哪一种，就是觉得腰疼，老是想捶两下。有的人
老是坐不住，坐在沙发上都要在后背垫一个很软的垫子。

其实腰疼一般是脊柱和腰肌出了问题。

很多老年人腰疼往往是因为年轻的时候干重活儿太多，肌肉拉伸过度引
起的，年轻的时候不注意，到老了都找补回来了。

还有的腰疼跟睡姿和睡具有关系。比如，以前流行席梦思床，这种软床
睡久了会睡出一个窝来。有的人由于经济条件所限或者习惯、惰性因素使然，

不愿意换床，老睡在那个陷下去的窝里，身体没个支撑，最后受伤的还是腰。很多人因为腰疼来找我，我一分析是这个原因造成的，都先不急着做调理，而是建议他们换成木板床。他们睡了一段时间木板床后，腰疼的毛病真就好了。所以，我经常跟大家开玩笑说："没那个命就别享受。"

如果家里有人腰疼，就在他的命门和肾俞上拔罐。如果不会用火罐，也可以用真空罐，最好是买那种带磁的大罐，效果好一些。

平时拔罐，可以从大椎到长强拔满一排，也就是沿着脊柱两侧拔。还是那个原则，初次拔的时候，只需上 5~6 个罐，而且就拔 10 分钟。循序渐进，能承受那个力度了，再慢慢加罐或拔两排，时间也可以延长到 15~20 分钟。

除了拔罐，还可以用生克补泻法，您就记住一条，疼痛点就是反射区。

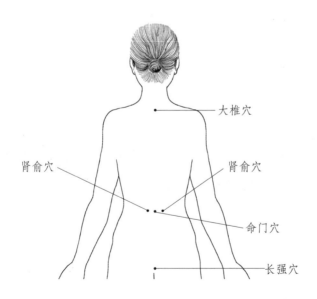

拔罐辅以补泻法，根治各种腰部疼痛。

腰上最痛的点可能摸起来会有疙瘩，那您就在最痛最硬的地方上下左右等距离定四个点，在每点上做按揉，顺 9 逆 6，或者是顺 36 逆 24，中间痛点就做顺 36 逆 24，或者顺 90 逆 60。做完以后敲打 81 下，给紧张的肌肉放松放松。

用这个方法，我们就曾治好了一位强直性脊柱炎患者。这位患者 2007 年被医院确诊为强直性脊柱炎，2010 年的时候已经到了不能行走、不能躺卧的地步了，整宿整宿地睡不了觉，后来找到了我们。因为患者行动不便，我就先让他的妻子来参加学习，坚持给他做反射疗法，先使他身体内部细胞活动起来，血液循环畅通起来。调理了一个多月以后，他的双脚开始有了感觉，皮肤颜色也开始好转。我又将温灸疗法添加进去进行辅助治疗，除此之外，我还在按摩膏里掺入云南白药。十几天之后，他的脚底肝胆反射区开始起泡，并不停地流出黏液开始排毒。从 2014 年 10 月开始，肝胆反射区不再排出东西了，患者也能把拐杖放下，自己独立站立一段时间了。我开始在他后背进行排毒拔罐和走罐，并辅助隔蒜灸的调理方法。天气变暖之后，又开始做足部反射疗法的调理。到了 2016 年，他已经能够拿起铁铲铲麦子了。全家人都特别激动，患者自己也有一种再生的感觉。我非常感激这位患者接受了我们的反射疗法，坚持几年下来，取得了很可喜的进步。后来他自己也来学习反射疗法，也要为周围人的健康贡献自己的一份力量。

手脚发胀：足桑拿的功效可与运动媲美

症状： 手脚发胀，关节不灵活，晨起时尤其明显。

方法： 1. 经常泡脚，在水中放入一把粗盐、50克川椒或少
量宽筋藤、伸筋草、红花、鸡血藤等。

2. 隔三岔五梳理一下全足反射区。

3. 在肺俞或膻中穴拔罐，3分钟左右即可。

注意： 泡脚时用塑料布或者其他比较密闭的布罩住泡脚盆
和两条腿，用热气蒸脚，效果更佳。

手和脚是人体四肢的末端，日常生活中经常出现手脚同时发麻、发胀等
症状，患者通常都不清楚其病因和治疗方法是否相同。这里我把手和脚的症
状放在一起讲解，让您清楚了解病因，准确发现病灶。

手脚容易发胀的人，往往在早晨起来时感觉尤其明显。手脚发胀一般是因为
不爱活动，肌肉缺乏锻炼。而风湿，肺、肾、脾功能不好等原因也会导致关节不
灵活，手脚有发胀的感觉。另外，如果不注意保暖，腿脚也容易肿胀，而且越肿
越不爱运动。久而久之，形成恶性循环，湿气全都淤积在腿脚上了。

出现这种情况时，您只要经常泡脚，隔三岔五地按揉一下全足反射区，
症状就能明显改善。泡脚的药物可以选择大盐、川椒、宽筋藤、伸筋草、红
花、鸡血藤等。

川椒一次只需用 50 克，煮水，然后用来泡手、泡脚。煮一次川椒水，可以连续用上五六天。

用大盐粒来泡的话，用量没有太多讲究，每次抓一大把就可以了。大盐就是海盐、粗盐，也就是平常用来腌制咸菜的那种，一般超市里都有卖的。

当然了，大家有时间的话，可以学学足桑拿的做法，比如在泡脚的时候，用塑料布或者其他比较密闭的布罩住两条腿，一直护到膝关节以上。同时，用塑料布把泡盆罩住，使热气散发不出去，用这个气来蒸足，效果比单纯泡脚要好得多。

上面说的那几种泡脚的东西都是活血的，我觉得大家尤其是家里有老人的，应该常备一些。因为老年人腿脚很容易浮肿，即使内脏没有什么大的毛病，年龄大了，生理机能难免都有一些衰退，经常活活血、泡泡脚，非常有益。

您要是手胀脚胀，还可以在肺俞或膻中穴上拔罐。很多因为水肿导致的手胀脚胀，一般不到水肿的地步发现不了，刚开始时往往只是有点脚气，这时候拔拔罐就能防患于未然。

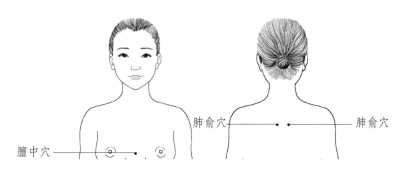

在肺俞穴、膻中穴拔罐，防手脚发胀于未然。

在膻中穴拔罐，开始的时候不要拔太长时间，3 分钟就行，3 分钟后赶紧起罐儿。因为膻中穴的位置特殊，拔罐时火力要小，不适合拔火力强的罐。

一般容易累的人往往脾湿，身体的湿气也大，拔罐的时候很容易起泡，因此操作时要随时观察。

手脚颤抖、麻木、冰凉：血液畅通才管用

症状 1 ： 手脚颤抖、麻木、方向感差，足部出现较为明显的痴呆线。

方法： 1. 花椒泡水煮开，放至温热泡脚，同时按摩足部的颈椎、胸椎、腰椎、肩、肘、膝、小脑、臀部、坐骨神经反射区各 3 分钟。

2. 在环跳穴附近寻找痛点，然后两手内外劳宫穴相对，用一只手的小鱼际在痛点的上下左右分别按揉，顺 9 圈逆 6 圈，中间最痛点按揉顺 36 圈逆 24 圈。

3. 在环跳穴和承扶穴拔罐。

症状 2 ： 手脚冰凉。

方法： 1. 每天做全足按摩，重点梳理脚上的内分泌和生殖反射区，每次 3 分钟。

2. 桑叶煮水泡脚。

3. 在背部走罐。

小脑萎缩导致的手脚颤抖怎么办

手脚颤抖一般是和小脑有关系。我就认识这样一位老先生，一壶水都拿不稳，手总是无端地哆嗦。这种颤抖很多时候还伴随着其他情况，比如说方

向感差，走着走着就可能撞到门框了，这就是小脑开始萎缩的信号。这样的人，在足部大拇指侧面，会有比较明显的痴呆线。这就很可能是老年痴呆症或帕金森等病的前兆。

碰到这样的情况，就要参照书中介绍的预防老年痴呆的做法，加强对小脑的呵护。

手老麻怎么办

一般人老爱说手脚麻，在我看来手麻和脚麻是两回事。手麻多跟颈椎受损有关系，如手的劳作过多，或者敲键盘时手总是保持一个姿势，织毛衣时俩手老端着，这类动作时间一长，就会导致颈肩神经受到压迫，变得麻木。

麻木一般都发生在单侧，双侧的很少。遇到这种情况，我建议您用花椒水泡手，一边泡，一边在水里抓挠，促进手部的血液循环。

花椒先用水泡一会儿，再加热煮沸，水开后放到温热，每次泡 15~20 分钟，如果凉了，就要随时加热。

坐骨神经问题导致的脚麻怎么办

脚麻，一般是跟臀部和坐骨神经有关系。您可以每天晚上泡完脚以后，推按脚后跟的臀部和坐骨神经反射区各 3 分钟，坚持 1 周左右就能有效改善。

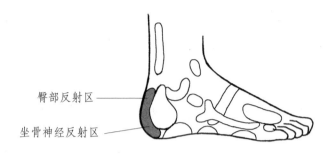

推按脚后跟，可有效改善脚麻。

如果是坐骨神经疼导致的脚麻，就要好好调整坐骨神经。有这种症状的人一般都有多年的腰椎间盘突出病史，神经压迫久了，呈现出反射性的疼痛，从臀部这一块到腿肚子都疼。对于这种情况，您要在环跳穴附近找到痛点，做生克补泻法，也就是在痛点的上下左右分别按揉，顺9逆6，中间最痛点做顺36逆24。臀部和腿部的肉一般比较软，大拇指不太方便用力，可以把两手内外劳宫穴相对，用一只手的小鱼际来按压和按揉，效果也不错。

此外，您还可以在环跳穴和承扶穴处拔罐，促进气血的畅通，这样您脚麻的情况就会迎刃而解。

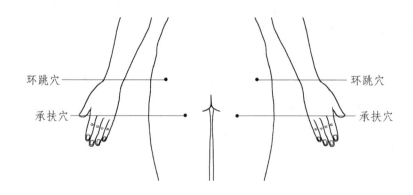

在环跳穴、承扶穴拔罐，可促进气血畅通。

另外，在对侧耳朵上的坐骨神经反射区贴豆效果也很好。

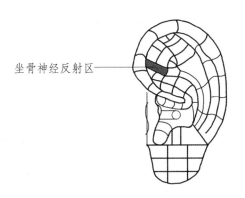

坐骨神经反射区

在对侧耳朵上贴豆，最为简单有效。

如果手脚同时麻，一般是四肢的血液循环不畅，那您就可以在脚上找到颈椎、胸椎、腰椎、肩、肘、膝、臀部及坐骨神经等反射区，每天坚持按揉或推刮，以此作为一种基础的保健，效果非常不错。遇到这些反射区有疙瘩或痛点的时候，就做一个生克补泻法，上下左右四点各做顺9逆6，中间痛点做顺36逆24。

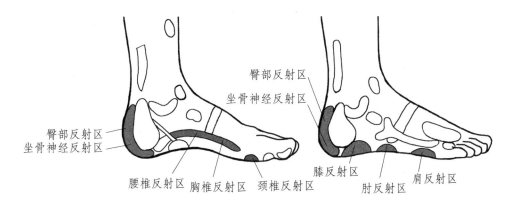

臀部反射区
坐骨神经反射区
臀部反射区
坐骨神经反射区
膝反射区
肘反射区
肩反射区
腰椎反射区　胸椎反射区　颈椎反射区

手脚同时发麻，赶紧把四肢反射区都按摩到。

手脚冰凉怎么办

我的外甥女是典型的寒性体质，手脚冰凉，往往睡了一宿觉却有半宿是凉的。像她这种人，又懒得泡脚，或者虽然泡脚也没有泡透，时间久了，手脚就会越来越凉。手脚冰凉就说明气血不足，血液流到神经末梢的很少，脚后跟这个地方非常不通畅，摸上去会有很多疙疙瘩瘩的东西。

我调治过的很多女孩子都是手脚冰凉，甚至一年四季都是。这样的女孩子一般都有妇科问题，但最可怕的是她们都习惯了，觉得没事儿，很正常。

如果您有手脚冰凉的症状，那我建议您经常用桑叶煮水泡脚，加快身体里的血液循环，让热气散发出来就行了。另外，有手脚冰凉这种症状的人，要每天做全足按摩，重点梳理脚上的内分泌和生殖反射区，每次至少3分钟。

如果两手心、脚心、胸口烦热，可以在背部走罐，走罐会把身体里的虚火拔出来，败火速度非常快。

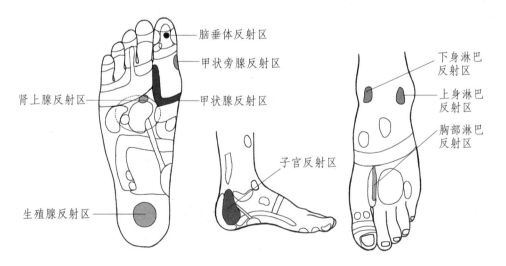

手脚冰凉，需重点梳理内分泌和生殖反射区。

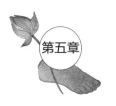

第五章

健步如飞筋骨壮
——下肢疾病的调理方法

腿脚无名肿痛：筋骨拘挛是病因

症状： 腿脚无名肿痛，不能着地，另一条腿的痛点处摸上
去感觉有疙瘩、条索、硬物或沙粒状的东西。

方法： 在肿腿相对的那条腿的相应部位找到痛点，分别按
揉痛点的上下左右4个点，顺9逆6，最后按揉痛点，
顺36逆24，再敲打痛点81下。做完后在患处涂抹
云南白药。

注意： 调理后不要做剧烈运动，多休息。

1981年，有一个十三四岁的小孩得了种怪病，双腿无名肿痛，右小腿上
还长了一个疙瘩，疼得脚后跟几乎不能挨地。到医院后，医生说要切除半条
腿，吓得他爸妈赶紧就把孩子带回家了。

后来，孩子的爸爸领他来我这里。那时候，这孩子已经休学三个月了，
腿基本上不能着地，脚都放不平，非常痛苦，尤其是右腿，碰都不能碰。我
根据"左病右治、右病左治"的原则，在孩子左腿相应的地方找到了痛点，
一摸疙疙瘩瘩的，还有条索和硬物，最轻的也是沙粒状的东西。

我就在他左腿上痛点周围的上下左右分别按揉，顺9逆6，再在痛点上做
顺36逆24，做完以后敲打痛点81下。做完一遍后，他的脚当时就可以着地，
感觉没那么疼了。第二天，我用同样的方法给他做完以后，他的脚尖就能朝

前了。第3天做完，他的两只脚都能着地，而且脚尖都能朝前，恢复正常了。其间，我每次做完以后都给他的患处涂上云南白药。

3天后，他看见爸爸的自行车，就要骑上去兜一圈。要知道，他因为腿疼，有80多天没骑车了。他爸见他没事，高兴地说："明天就赶紧给我上课去！"

像这个孩子腿上的这种无名肿痛，去医院也检查不出什么病理性原因的，一般都跟筋的拘缩有关，平时要是受寒或运动不当，筋就会拘缩成个球。这就可以用我刚才说的方法来调治。

这个方法不仅对孩子腿脚的无名肿痛有很好的调治作用，对老年人也有不错的疗效。只不过，不管是孩子还是老人，调理以后都不要做剧烈运动，要注意休息。

我曾经给一个读大学的孩子调理，开始时是一天比一天好，结果到第5天的时候，他突然一瘸一拐地进来了，说大腿和小腿肚子都疼。我一摸他的肌肉，感觉很紧张，一问才知道，他觉得腿好了就去参加学校运动会，跑5000米去了。我当时真是哭笑不得！

腿脚抽筋：千万不要盲目补钙

症状：腿脚抽筋。

方法：1. 泡脚时放入等量的伸筋草、宽筋藤、藏红花，泡到小腿，每天泡半小时。

2. 从上往下推小腿肚子，或用另外一只脚的脚后跟蹬。

3. 突然抽筋时先把腿绷紧，脚趾上挑，然后将脚使劲往回扳，一两分钟后即可缓解。

4. 在腿脚上的痛点周围做生克补泻法，并在丰隆、承山、委阳、殷门、承扶、环跳等穴位拔罐，每次拔 10 分钟左右。

注意：平时注意防寒保暖，不要盲目补钙。

　　腿抽筋和脚抽筋的原因是一样的，有的人简单地认为是缺钙，其实他们缺的是血钙，而不是骨钙。这跟心和小肠功能失常有很大关系，跟肝也有关系，因为"肝主筋"。

　　治疗抽筋有两个方法，一个是用等量的伸筋藤、伸筋草、宽筋藤、藏红花来泡脚，泡至小腿处，每次泡上半小时。

　　另一个方法就是从上往下推小腿肚子。您也可以简化一下，哪条腿抽筋，就用另外一只脚的脚后跟蹬患腿的腿肚子，方向也是从上往下。一般说来，刚蹬时腿会非常酸痛，但是蹬来蹬去就把抽筋的地方蹬软了，效果也就出来了。很多人用了这个方法后开玩笑说："杨老师您这个办法好，就是费被套，费被里。"

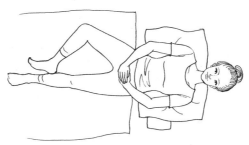

脚后跟蹬腿肚，可有效防治腿抽筋。

遇到突然抽筋的情况怎么办呢？先把腿绷紧，脚趾上挑，然后把抽筋的脚使劲往回扳，一两分钟后，抽筋基本上可以得到缓解。

平时除了在腿脚上的痛点周围做生克补泻法以外，您再配合着在腿上的丰隆、承山、委阳、殷门、承扶等穴位上拔罐，一直拔到环跳穴，每次拔10

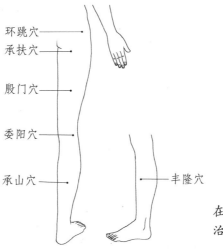

环跳穴
承扶穴
殷门穴
委阳穴
承山穴
丰隆穴

在腿上拔罐，可以有效治疗抽筋。

分钟左右。如此双管齐下，就能疏通整个腿部的气血，杜绝抽筋现象的发生。

除了老人，好多孕妇也会时不时地抽筋。出现这种情况，往往是受寒引起的，所以一定要注意保暖。

我自己就有过这种情况。比如 1976 年唐山大地震以后，我们有一段时间就住在临时搭的棚子里，那棚子是用几块砖垒起来以后用泥糊的。孩子们睡中间，我妈睡外边，而我则挨着墙睡，脚底下也挨着墙，特别凉。后来，我那条腿就老出毛病，脚心总是特别凉，容易抽筋，直到我使用了这几个方法后才慢慢开始缓解。

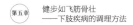
足跟痛：这样做，走路虎虎生风

症状：脚后跟痛。

方法：1.在痛脚同侧手的大鱼际边上找到痛点，先在痛点
周围点揉，顺9圈，逆6圈，再在痛点重力按揉
60下。

2.5斤醋，不加水，煮开放凉后泡脚，连续泡5天。

3.每天按揉足跟20分钟。

不少人有脚后跟痛的毛病，这种情况多发生于中年以后，而且男性发病
率较高。一般足跟痛是肾虚所致，有的人不一定是脚后跟这块疼，而是内侧
或外侧的坐骨神经痛，这些毛病统称为足跟痛。

足跟痛的人非常痛苦。一走路就痛，站在那儿也痛，早晨起来两脚不
能落地，一落地，那个痛啊，真是说不出来。如果不严重的话，一般活动活
动腿脚，症状就会减轻，但是如果您脚后跟的骨刺特别大的话，还会鼓起来
一块。

一位修电脑的小伙子来我家修理电脑。我见他走路有点儿别扭，好像脚
不舒服似的，就问他怎么了。他说他右脚足跟痛已经1个多月了。根据下病
上治的道理，我在他的右手大鱼际找到了最痛点，然后采用生克补泻法，先
在痛点周围上下左右4个点分别按揉，顺9圈，逆6圈，最后在这个痛点上

用工具点揉了 60 下。小伙子痛得一个劲儿地喊："不弄了！不弄了！"我鼓励他说长痛不如短痛，坚持就是胜利，就那么坚持着做了一遍。

最后，我让他去买 5 斤醋，老陈醋或是白醋都可以。晚上回家后，把醋加温，什么也不加，煮开以后放凉了泡脚。连续泡 5 天。

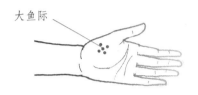

大鱼际

脚后跟疼按揉同侧手掌，这就是下病上治的传统方法。

他照我说的去做了，第 6 天早晨打来电话说足跟痛的毛病已经好了，清晨下地时已经完全没有痛的感觉了。

如果一个人足跟痛已经半年多了，起码得泡 1 个多月的脚，5 斤醋一起用，5 天一换。有的人疼了两三年，那恐怕就得成箱地买醋了。

一般成年人的足跟痛和肾虚有关，这样的人摸自己脚上的肾和膀胱反射

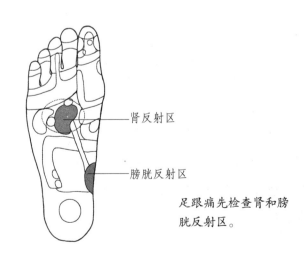

肾反射区

膀胱反射区

足跟痛先检查肾和膀胱反射区。

区会有酸痛的感觉。

　　但是很多小孩子也会足跟痛。我的一个小侄孙，10 岁了，他妈妈说最近孩子老嚷嚷脚后跟疼。我看他下楼的时候老爱隔着两三个台阶就开始往下蹦，在路上走的时候也是这样，碰着个高点儿的台子就非得爬上去，再往下蹦。您说，他能不疼吗？

　　小孩子老是爱蹦，很容易把足跟震坏了。小孩子十几岁正是精力旺盛，不知道怎么发泄才好的时候。孩子嚷嚷脚后跟疼，说明他的足跟已经受到伤害了。那次我就在他家住了十几天，每天给孩子做全足按摩，同时重点推按足跟部位。我走的时候，孩子已经好很多了，再也不整天喊疼了，晚上也睡得很踏实。

　　建议家长平时多观察自己的孩子，发现他有爱蹦的毛病就要提醒他。另外，平时要多用大拇指给孩子推按足跟。

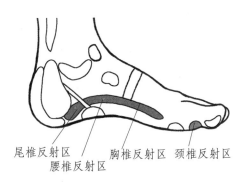

尾椎反射区　　　　胸椎反射区　颈椎反射区
腰椎反射区

经常推按足跟，就能消灭足跟痛。

　　孩子的病都是小时候攒下的，学会我教给您的方法，就能让孩子的健康赢在起跑线上。

踝关节扭伤：20分钟就见好

症状：踝关节扭伤。

方法：1. 先冰敷，再找到患脚的痛点，在另外一只脚相应
的位置按摩20分钟。

2. 把樟脑泡在75%的酒精里至全部溶化，用此药酒
擦患处。

如果您的踝关节扭伤了，必须先去医院里诊断。如果拍完片子后没有发现骨伤、骨裂，那就可以用我下面说的方法自己调治了。

脚扭了，要先用凉水冲一下，凉水能绷住血管。有人拿热水泡，那血管更膨胀，第二天扭伤的部位就会肿起来了。最好是拿毛巾裹上冰块冷敷，或者把从冰箱里拿出来的饮料敷在扭伤的部位冰住它，但是千万不要再去按摩这只伤脚。

左脚扭了按右脚

上面说的是急救的方法。急救以后，应该找到患脚的痛点，然后在另一只脚的相同部位按摩。这就是《黄帝内经》中提到的"缪刺"法，即"左病右治，右病左治"。一般在按摩没受伤的这只脚的过程中，伤脚就开始消肿了，基本

一次 20 分钟就好了。

有一次我去拜访一位按摩大师，当时他正在给一位老太太做踝关节扭伤的治疗。做的时候老太太一直感觉很痛，做完后她的脚已经痛得无法着地了。

刚好大师有事出去了。我问老人家："您这脚是怎么了？"老人家抱着伤脚，痛得龇牙咧嘴的，一言不发。大师的夫人说："老太太的先生住院了，她忙上忙下的，不小心把脚崴了。我家老头子给她做了半天，老太太倒下不了地了。"我走过去看了看，对老人家说："我给您看看。"哪知老太太抱着伤脚，大声地说："打死我也不做了。"她一边说着，一边缩脚。我说："放心，我不动您的伤脚。"

我一边说一边把老人的另一只脚放在床上，看着她伤脚的肿痛部位，在另一只脚上的相同位置查找敏感点，然后在这个点上做按摩。

一开始老人觉得有点痛，但按摩了几分钟后，她的痛苦表情转变成笑模样了。我扶着老人下地，开始她那只伤脚不敢着地。我鼓励她："踩地，没关系。"她试着把伤脚踩在地上，等她踩实了，我告诉她："迈步，往前走"。她慢慢迈步，走了起来。大师的夫人问："疼不？""不疼了，不疼了。谢谢！太谢谢了。"

老人千恩万谢地走了。

就在我写这篇文章的时候，济南的一个学生打来电话："老师，我今天用您的方法给一位老师治好了崴脚。"这么一个小方法就能帮到那么多人，我觉得真高兴。

自制药酒治扭伤

说到这儿，我想起来一件事。现在很多家庭，尤其是家里有孩子的，都会备个小药箱。那么我这儿有味"药"，建议您加到那个药箱里面去。

这味"药"就是中药房的那种纯樟脑，而不是我们搁在衣服里的樟脑球。把纯樟脑泡在 75% 的酒精里，这样它极易溶化。如果没有完全溶化，还剩点儿渣滓，那就再加酒精，直到樟脑全都溶化了，这个药酒就算做好了。预备一瓶这样的药酒，一旦崴脚了、扭着手了，都可以用它。用棉签蘸着抹上一层这个药酒，很快就能舒筋止疼。

另外，我建议您家里养一棵小木本的植物，叫三七。这种植物上面是绿的，下面是紫的叶子。尤其是家里有小孩的，您养这么一棵三七，如果孩子不小心划伤了、烫着了，您揪下几片叶子，使劲搓搓，然后敷在伤处就行了。一般等搓出的那个水干了就不疼了，要是干了还疼，那就再抹，多抹几次就不疼了。

不安腿：先改掉跷二郎腿的习惯

症状： 腓肠肌痉挛，坐姿不当导致的腰疼，脊柱、盆骨
受损。

方法： 1. 每天按揉小腿肚5~10分钟。

2. 每天用藏红花或伸筋草各20克泡脚30分钟。

3. 在腰疼处的脊柱两旁用拇指找出最疼的点，用生
克补泻法进行定点按揉。

注意： 改掉跷二郎腿、坐姿不正等不良习惯，经常活动。

很多人都爱跷二郎腿，尤其是一些上班族，总是不知不觉间腿就跷上去
了，觉得那样很舒服。殊不知，在跷二郎腿的时候，上面那条腿的腿肚子一
直被挤压着，血液循环不好，容易得腓肠肌痉挛，也就是俗话说的"不安腿"。

经常闹这种毛病的人，最好的解决方法当然是改掉跷二郎腿的习惯。如
果短时间内实在难以改掉，那就每天抽出5~10分钟按揉小腿肚，并且每天泡
脚30分钟。泡脚的时候，要加上藏红花、伸筋草等舒筋活血的药物，各用20
克，就能起到很好的辅助治疗作用。

大家不要认为这个方法起效慢就不用了。人在生病的时候往往都是急功
近利的，巴不得一个手术、一个药片就能解决所有的问题。但从根本上治愈
疾病的方法往往是慢效型的。

长期坐办公室的人，除了跷二郎腿容易得腓肠肌痉挛之外，还会因为长期固定一种姿势而把腰坐伤，脊柱和盆骨也容易出问题。

有些人腰疼，不见得是腰椎出了问题，而是腰肌劳损，这种情况怎么处理呢？可以用拇指在脊柱两旁找出最疼的点，然后用生克补泻法进行定点按揉。

风湿性关节炎：泡脚是最好的辅助方

症状：长期关节酸痛，风湿性关节炎，膝关节骨质增生，
髌骨软化等。

方法：1. 按揉脚下的膝关节、肩关节、髋关节、肾脏反射
区各 9 下，重复 3~5 次。

2. 用宽筋藤、鸡血藤或透骨草、防风等药物来泡脚，
每次至少 30 分钟。

　　我去全国各地签售或办讲座，每次互动时读者问得最多的问题就是风湿
性关节炎怎么治。这个病是老年人的常见病，而且是渐进性的，病情是一点
一点加重的。

　　很多慢性病，包括身体上有长期的酸痛感，其实都是风湿病的前兆，但
是只要不引起特别大的生活不便，很多人就不当回事儿。我就感觉，我们中
国人特别能忍，疼就加个护膝，顶多再多穿条裤子，就这么耗着，往往到最
后都拖成了大病，非常难治，自己也非常痛苦。

　　对于风湿性关节炎的治疗，主要是在脚下的膝关节、肩关节、髋关节反
射区进行按揉，每个反射区各 9 下，重复 3~5 次。另外，要着重加强对肾反
射区的梳理，"肾主骨"，多多刺激肾反射区就能让骨骼强壮起来，梳理次数
同前。

很多人用了我上面说的方法后都觉得不错，不过，如果膝关节都变形了，梳理膝关节反射区的时候就会特别疼。有的人忍不住疼，就半途而废了；而有的人能忍住疼，把膝关节反射区的疙瘩揉没了，膝盖的痛感就能减轻很多。

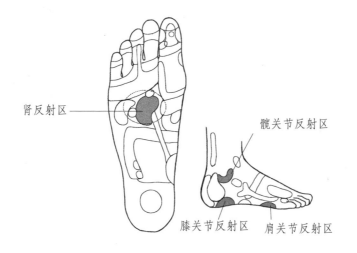

刺激以上反射区，就能让骨骼强壮。

我的一个老同事腿疼，上楼都非常费劲。有一次去她家串门儿，我说我几分钟就能给你弄好，还你一条好腿。她听后一脸的不相信。

当时，我没有给她两条腿一起做，而是专门做她那条病腿，好腿先撂着，让她自己有个比较。

我通过检查她脚上的膝关节反射区，准确地说出了她是侧面疼、背面疼还是迎面疼，一说一个准儿，让她在心理上对我产生了一种信赖。

做的时候，我先找到她膝关节反射区上最疼的点，使劲儿给她点按了9下。一开始，她疼得直躲，三五下以后适应了这个力度，就开始觉得轻松了。我每次做9下，不做太多，不至于受不了。然后歇一两分钟，再来一组9下，重复 3~5 次后，她的痛感就明显减轻了。

给她做完以后，我让她下地走走。她试了一下，说感觉非常轻松，比那条好腿还轻松呢。

有风湿的患者，我建议平时泡脚的时候加一些宽筋藤、鸡血藤或透骨草、防风等药物。作为平时的调理，每次至少泡 30 分钟，就会有不错的效果。

这是一个人人可以掌握的好方法，家人有这种病时，您就可以在他痛侧足外侧的膝关节反射区从前向后推按。这属于有痛治疗，要想把淤积在这里的阳性物彻底推开，疼痛是不可避免的。

这种方法不仅适用于风湿性关节炎，同样适用于老年性退行性病变，如膝关节骨质增生、髌骨软化等。

建议平日里老年人坚持做绕膝运动：双腿并拢，双膝微屈，双手轻轻搭在腿上做环绕动作，正转 12 圈，逆转 12 圈。持之以恒，膝关节就会变得润滑顺畅。

痛风：请通好足底"下水道"

症状： 膝盖、关节、脚趾疼痛、红肿，活动受限，关节局
部皮肤出现脱屑和瘙痒，严重的甚至会发黑。

方法： 1. 做全足梳理，重点梳理泌尿系统反射区。做完后
大量喝水，车前草水尤佳。

2. 用50克车前草煮水泡脚，一天泡2~3次。

3. 车前子碾成粉末用温醋搅匀，敷在脚心上，12小
时后取下。

注意： 喝浓汤、吃海鲜之前喝点车前草沏的水，可以分解
嘌呤、预防痛风。

　　50岁以上的人或多或少都有些痛风的症状。现在生活条件好了，很多人平时爱煲汤喝，而鱼、虾、骨头经过长期的炖煮，体内的嘌呤过多地溶解在汤中，这些嘌呤进入人体后就会附着在膝以下的关节或脚上，导致膝盖疼、脚趾疼，甚至引起大脚趾变黑。

　　对于痛风患者，或者有痛风前兆的人，我建议您每天做全足按摩，促进血液循环，同时重点梳理足部的肾、输尿管、膀胱和尿道反射区。

　　我建议痛风患者做完全足按摩以后，要大量喝水，喝车前草沏的茶效果是最好的。有的痛风患者疼得都下不了地了，这时就可以用50克车前草煮水

泡脚。如果是买新鲜的，用量还要更多。一天泡 2~3 次，泡上两三天就能有效果，程度轻的一天就可以缓解。同时，我建议有此病的人在喝浓汤、吃海鲜之前，先喝点车前草水，它可以分解嘌呤，减少对身体的危害。

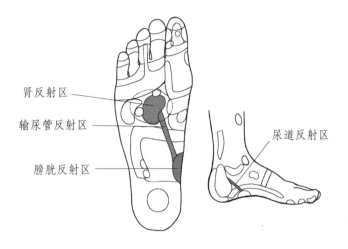

肾反射区
输尿管反射区
膀胱反射区
尿道反射区

有痛风症状的人要重点梳理肾、输尿管、膀胱和尿道反射区。

前一阵子，北京某学院的一位秘书长给我打电话，说自己下不了地了。他说他痛风犯了，疼得不行。我说："你去买 50 克车前草，用它连泡 3 天脚。同时取些干净的车前草沏水喝。"他依言照办，结果没用 3 天就可以下地了。

您还可以把车前子碾成粉末，用温醋搅匀，敷在脚心上，敷 12 小时后取下。这是最大剂量的治疗了，效果比光洗或光喝又会好很多。醋最好用陈醋，透析力度比较大。

股骨头坏死：没有想象的那么可怕

症状： 股骨头坏死。

方法： 1. 按揉足部的上身淋巴、下身淋巴、胸部淋巴、肾上腺、脾、甲状旁腺等反射区。

2. 从小脚趾的根部开始，推向脚腕处的踝关节，每一根脚趾推 9 下，然后按揉小腿上的三阴交，再沿着膀胱经从承山穴一直揉到委中穴。

3. 对整个腿部进行推筋，揉散股骨关节的痛点。

4. 从委中穴到承扶穴分成 9 点，每一点做顺 9 逆 6；从股骨关节到阳陵泉分成 6 点，如前按揉；从内髋关节到阴陵泉穴，分成 4 点，如前按揉。

5. 在环跳穴附近找痛点，然后在上下左右分别做顺 36 逆 24，当中做顺 90 逆 60，然后在四边各敲击 9 下，在中间敲击 81 下。

有一年，天津某公司的一个副总得了股骨头坏死，找我进行调理。当时，我给她连着做了 6 次，她再去拍片子，发现原来沙窝状的股骨关节已经恢复了正常。

我给她调理，主要是按以下几个步骤进行的：

步骤一：着重按揉脚下的免疫系统反射区，主要是上身淋巴、下身淋巴、胸部淋巴这三个反射区，其次通过刺激肾上腺和脾反射区来消炎。此外，还要刺激甲状旁腺反射区，促进骨钙和血钙的形成，改善骨质疏松的症状，从而调理股骨头坏死。

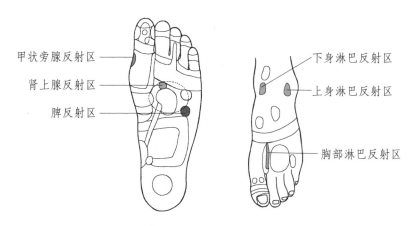

梳理免疫系统反射区，需要先促进骨钙和血钙的形成。

步骤二：从小脚趾的根部开始推，依次推向脚腕处的踝关节，每一根脚趾推9下。推完以后再揉小腿上的三阴交穴，沿着膀胱经从承山穴一直揉到委中穴。

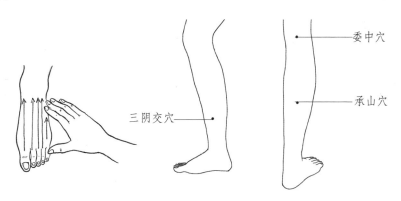

从小脚趾根部开始推脚背，改善下肢血液循环。

步骤三：做完足部的梳理之后，要给整个腿部推筋，包括整个小腿和大腿，对股骨关节的痛点采用生克补泻法，以改善下肢血液循环。

步骤四：两手分别在委阳和阴谷两穴进行按揉，先在委阳穴、阴谷穴按揉，顺 36 逆 24。

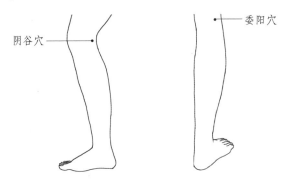

按揉委阳和阴谷，打通膀胱经和肾经。

步骤五：从委中穴到承扶穴分成 9 点，每一点都做顺 9 逆 6。把 9 个点做完以后，让患者侧身，从股骨关节到阳陵泉穴，分成 6 点，每点做顺 9 逆

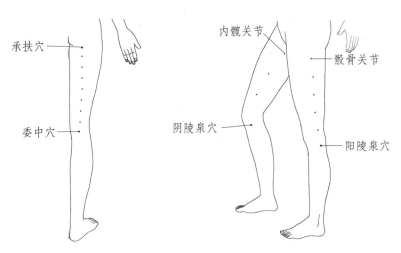

调理股骨头坏死，疏通整个下肢是关键。

6。然后再在内髋关节，就是骨盆、耻骨和大腿根相交的地方，一直到阴陵泉，分成4点，每点做顺9逆6，这样就把整个下肢全疏通开了。

步骤六：全疏通开了以后，在环跳穴附近找一个痛点，做生克补泻法。先在痛点的上下左右按揉，顺36逆24，然后按揉当中痛点，顺90逆60，再四边敲击，上下左右各敲击9下，中间敲击81下。

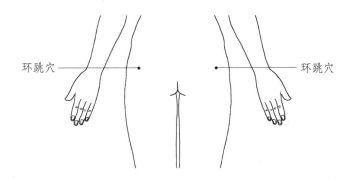

在环跳穴附近寻找痛点，攻占最后一个"据点"。

患有股骨头坏死同时腰也不好的人，平时要多推按脚上的髋关节反射区，从前推到后。推的时候要用按摩油，否则皮肤很容易破损。

我就是按上面的几个步骤给那位副总调理的，还告诉她自己在家的时候要如法进行，每天做一遍。过了四五个月，我很关心她有没有复发，就给她打电话。结果寒暄了很久，她也不提腿的事情，我忍不住主动问："您的腿现在怎么样了？"结果她倒反问我："我的腿怎么啦？"看来她的关节好久不痛了，以至于她都有些想不起来了。经我一提醒，她才想起来，并连连赞叹反射疗法的神奇。我也很高兴，因为事实证明，这种非介入的自然疗法的确能够激发人的自愈力，治愈疾病的同时，还不伤害身体内部其他脏腑。

2004年，有位股骨头坏死症患者来找我，当时他在某医院治疗了一段时间，疗效甚微。听说我们不打针、不吃药，用反射疗法就能调理好这个顽疾，就马上来了。我们按以前取得的成功经验给他进行调理，对股骨头进行按摩，打通了供血障碍，短短几天，靠他自身的自愈力就能行走自如了。

我坚信，全息反射疗法实力无穷。它是一种可推广、易掌握的自然疗法，是为千家万户老百姓造福的民间科学。如果人人自己动手，经常调理反射区，那健康的力量就会倍增，一传十，十传百……我的健康我做主，这是多好的事儿啊。

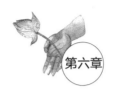

第六章

耳聪目明精神爽
——轻松应对五官科常见疾病

急性结膜炎：刮刮眼眶，神清气爽

症状： 白眼球发红、眼睛疼、眼皮肿、眼睛里老是长黏糊糊的东西。

方法： 1. 用刮痧板点揉攒竹、睛明、四白、太阳、丝竹空各36下。

2. 刮拭曲池、外关、合谷15分钟。

3. 将泡发、泡软的大生地在眼睑外敷一晚，连续敷3宿。

注意： 千万不要遮住得病的眼，更不要热敷。

急性结膜炎俗称红眼病，中医又叫"天行赤眼"。这种病是风邪热毒进入人的眼部引起的。一般发病急、传播快，人很容易就会被传染。

红眼病在春秋季节最容易发病，到公共游泳池游泳、共用洗漱用具等都可能染上这种病。这病一发作起来，往往没等您反应过来，就已经比较严重了。得了红眼病，通常白眼球发红、眼睛疼、眼皮肿得跟个大包似的，还很怕见光，而且眼睛里老是长些黏糊糊的东西。

我一般采用较简易的方法来调治眼部疾病：用刮痧板点揉攒竹、睛明、四白、太阳、丝竹空各36下。这几个穴位都是护眼睛的穴位，经常按摩，对眼睛周围的气血流通会有很好的促进作用。如果得了红眼病，就一直按摩这几个穴位，按到好了为止。另外，还可以刮拭曲池、外关、合谷15分钟，也能很好地治疗红眼病。

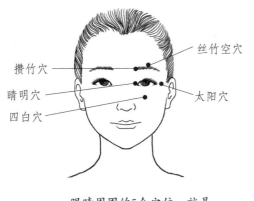

眼睛周围的5个穴位，就是眼睛的守护神。

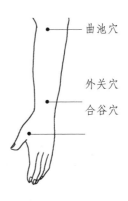

平时刮刮手臂，也能治疗红眼病。

另外，您可以去中药房买一块大生地，挑个头大的，比眼睛大就行了。把生地用凉水浸泡，泡到较软时敷在眼睛上，敷好后睡觉。连着敷1~3天就好了。

患红眼病期间千万不要遮住得病的眼，更不要热敷。要注意保持眼部卫生，防止交叉感染。

与此同时，可以揉捏足二趾和三趾之间根部的眼反射区，开始时有些疼痛，随着疼痛减轻红眼病也会有所缓解。

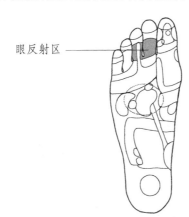

按揉脚上眼反射区，可以缓解红眼病。

耳鸣：早摸趾骨早知道

症状: 耳鸣、舌红、眼充血。

方法: 1. 点按脚上的耳反射区。左边耳鸣做右脚，右边耳
鸣做左脚。

2. 点按手少阳三焦经的外关穴和中渚穴。

3. 点按耳部内耳穴。

4. 把双手劳宫穴放到双耳上，用食指轻轻叩击头部
玉枕、风池、脑户等穴位 20～40 下。

中医认为，耳鸣和肝、胆、心、肾都有关系。人有 12 条经脉直接上通于耳，包括胆经、胃经、小肠经、膀胱经等。耳朵是肾之窍，也就是说肾开窍于耳，心气直通于耳，胆经上通于耳，而肝胆互为表里关系，所以肝胆的健康也影响耳朵。

凡是耳鸣的人，脚部第四趾趾根处往往比较突出，四、五趾根部的耳反射区都会有硬物，一按会很疼，而且皮很厚很粗糙。而脚底纹插入第三趾和第四趾趾缝了的人一般听力不好。

耳鸣在临床上分为虚证和实证两类。身体壮实、脾气暴躁、肝火较旺的朋友，耳鸣时多伴有舌红、眼充血，大多情况是因为生气发病，这就是实证。而有些中老年人因肾气虚而产生耳鸣现象，则是虚证。现在很多人刚到中年

就开始耳鸣了，不知道该怎么办，或者根本不把它当回事儿。但我告诉您，您一旦有耳鸣，就表示肾已经开始虚了。

手、足、耳三管齐下治耳鸣

如果您在手、足、耳上每天进行按压，大约 10 天耳鸣就会有明显的好转。

一、在足部用反射疗法，具体做法如下：

点按脚的四、五趾之间，重点做肾、肾上腺、输尿管、膀胱、尿道、大脑、前额、耳部及肝胆等反射区，特别是肾反射区，每次 36 下，每天 2~3 次。左边耳鸣做右脚，右边耳鸣做左脚。

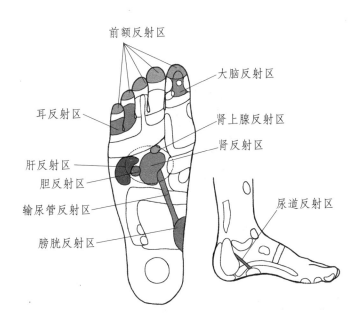

耳朵不舒服，就要着重点按肾反射区。

二、点按手部少阳三焦经的外关穴和中渚穴。

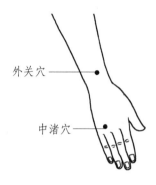

手上的穴位也能让您免受耳鸣之苦。

三、取耳部内耳穴点按，也可以加上贴豆治疗。

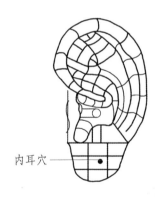

点按内耳穴就能让您耳根清净。

我有一个朋友，某次坐飞机出差到外地，飞机升到一定高度时，他突然就耳鸣了，飞机落地后也没有恢复正常。从此以后，就不敢坐飞机了。很多天以后，症状还是没有消失，天天心烦意乱的。我用上面介绍的方法给他做了一次，有所缓解，又连续做了两次，耳鸣症状基本消除。

曾经有一位先生，因为肾虚，几乎有点儿失聪了，我每次给他调理脚上耳部反射区的时候，他都觉得特别疼。做了几次以后，他都知道我做的顺序了，每次做完脚上的肝、肾反射区以后，他马上就把几个脚趾头抠得死死的，不让我按摩他的耳反射区。这时候，我就会说："您放开点儿，放松点儿，我给您做做。"他说："疼啊！太疼啦！"后来，我把这些方法告诉了他爱人，他们回去后自己在家做，现在他说自己感觉耳朵比以前好使多了。

"鸣天鼓"强肾增智治耳鸣

如果您常常耳鸣，建议您还可以试试另一种强肾增智的好方法——"鸣天鼓"。

"鸣天鼓"是从古时候传下来的一种按摩保健法，做"鸣天鼓"时，双手将耳朵完全覆盖，它就不能收声了，不能靠空气来传音了。这时，声音只能靠骨头传声为主，食指敲打枕骨，内骨传声，此时我们听到的"咚咚"声，就跟敲天鼓一样。这种补肾的方法，应该长期坚持练习。

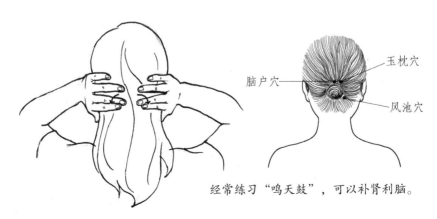

玉枕穴

脑户穴

风池穴

经常练习"鸣天鼓"，可以补肾利脑。

　　具体做法是：把双手劳宫穴放到双耳上，用食指轻轻叩击头部"玉枕""风池""脑户"等穴位，注意一定要以耳部所能承受的程度来决定敲击的强度，不可过强，敲 20~40 下就行了。上面 3 个穴位是人体重要的保健穴位，经常性地轻轻敲打能防治头痛、头晕、脖子疼、眼睛红疼、流泪、鼻出血、耳聋、耳鸣、中风和口眼歪斜等。

　　根据中医子午流注原理，您最好选择在每天下午 5~7 点钟肾气充足时练习。与此同时，在足部的耳反射区即四趾和五趾根部捏揉，多吃点儿核桃补肾，能达到事半功倍的效果。

　　注意：有中耳炎或鼓膜穿孔的朋友不适合用这种方法。

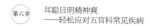

流鼻血：独头蒜止血有奇效

症状：流鼻血。

方法：1. 将独头蒜拍碎，搁在脚心。左鼻孔流血贴在右脚
心；右鼻孔流血贴在左脚心。

2. 用冷毛巾敷头部，并用双指点按鼻子两侧的迎香
穴 3~5 分钟，这个方法可以应急。

注意：出鼻血时千万不可头向后仰，也不可以仰卧。

鼻子为什么会流血呢？其实鼻子流血的原因涉及多个脏腑。

首先它跟肺有关系。鼻子跟肺都属于呼吸系统，天气干燥的时候肺也特别燥，鼻子受到影响就容易流鼻血。

有的人经常去挖鼻孔，这是一个不太好的习惯，其实几天清理一次鼻孔就行了，没必要天天挖。挖鼻孔形成习惯以后，会搞得鼻孔里很干，这时候就很容易挖出血来了。

除了跟肺有关之外，流鼻血跟肝、脾、胃等都有很大的关系。脾是统血的，要是鼻子流血了，就说明脾管理得不好，没管住，那血就自己流出来了。总之，鼻子出血的原因有很多，要具体判断是哪方面的毛病就得综合来考虑了。

老年人流鼻血大多是在冬季，如果经常性流鼻血的话，可能是高血压或者脑出血的征兆，是全身疾病的一个早期信号，应该尽快到医院去确诊。孕期的准妈妈，体内分泌大量的孕激素使得血管扩张，所以鼻子容易出血。春天天气干燥，小孩子也容易出鼻血，尤其是吃了比较多的巧克力之后。

突然流鼻血的话，要是左鼻孔流血，您就拍点蒜搁在右脚心上，最好是用独头蒜，稍稍有刺痛感觉就揭下来。要是没有感觉，最多也就在脚心放置 8 小时，然后把它揭下来。在这个过程中，鼻血自然就止住了。同样，右鼻孔流血，就在左脚心敷。

为什么左鼻孔流血要在右脚心贴蒜呢？这也是用了《黄帝内经》中的"缪刺法"，所谓的"左病右治"。手阳明大肠经在走的时候，本来是走左边的，走到最后停在了右边的迎香穴；本来是走右边的，走到最后停在了鼻子左边的迎香穴。

另外，大家想想看，冬天很冷的时候，晚上坐下来用热水洗洗脚，您是不是觉得全身都暖暖的。正是根据这个经验，我们把蒜贴到脚心，让这个蒜的气从脚心通过人体内部的特定通道到达鼻子。古人治此病症的时候，就是利用了这个原理。

大家要记得，一定要用独头蒜，其他的蒜用着就不如这个效果好，这是我总结出来的经验。而且蒜要捣烂了再贴，效果才更明显。

需要特别注意的是，出鼻血时千万不可头向后仰，也不可以仰卧，这时可用冷毛巾敷头部，并用双指点按鼻子两侧的迎香穴 3~5 分钟，这个方法可以应急。

另外，鼻炎、鼻窦炎、鼻息肉或感冒症状，均可在手部大拇指端指甲边缘做按摩，也能起到治疗作用。

鼻炎：想去根先调理肺

症状：鼻炎，老流鼻涕、不通气、打呼噜。

方法：1. 刮脚部的鼻、支气管、气管、肺、胸部淋巴、上下颌反射区，每天半小时。

2. 在肺俞穴、天府穴和曲池穴同时拔罐，每次拔 10~15 分钟，每天拔 1 次。

3. 大拇指推按手脚上的鼻区，每天各推 36 下。

4. 每天用手指点揉迎香穴 36 下。

十几年前，很多地方兴起了手术治鼻炎的一针灵，有很多医院或诊所声称能通过手术彻底治好这种病。但据我所知，很多人在术后一两年便复发了。通过这种手术把外鼻都切除了以后，人总归会不太舒服。一般做过这个手术的人会觉得鼻子里有个大空洞，没着没落的，而且细菌也很容易进去。

我觉得做手术这个方法是治标不治本。道理很简单，水龙头老滴水，您想了个办法拿水桶接，接上后它还是一样流。您换了个龙头，它还是滴滴答答的，而且流出来的水是带颜色的。这就说明是管子出了问题，用水桶接或换水龙头都不能解决问题。同样的道理，从中医理论上说，肺是开窍于鼻的，鼻子出了问题，首先要问责于肺。

总流鼻涕怎么办

小孩子爱流鼻涕，弄得家长老得追在屁股后面给他擦鼻涕。孩子倒也没什么，比较尴尬的是，很多大人平常鼻子也老是一抽一抽的。这还是好的，还有的人流大浓鼻涕、臭鼻涕，影响形象不说，自己也苦不堪言。

我一个同学的孩子就老是流鼻涕，说话时带着很重的鼻音。20多岁的时候，听说天津有个老大夫做鼻部手术做得相当好，号称一次去根，他就慕名去了。治完以后，很多天他的鼻子都疼得不能碰。术后没过一年，他说话又开始有"齉齉"音儿了，罪也受完了，却没管什么事儿。

我告诉他，多刮刮脚底的鼻、支气管、气管、肺等整个呼吸系统反射区，然后在胸部淋巴和上下颌反射区推刮，每天半小时。

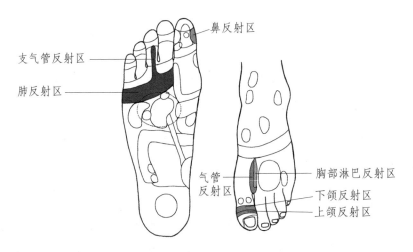

鼻子有问题，最好调理整个呼吸系统，让疾病无处"逃窜"。

最后在肺俞穴、天府穴以及曲池穴处拔罐，三个地方要同时上罐，天天拔，每次拔 10~15 分钟。

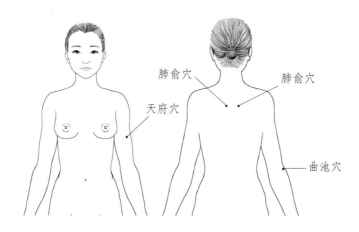

肺俞穴
肺俞穴
天府穴
曲池穴

每天在这3个穴位拔罐，使鼻子不适消于无形。

我把这个方法教给他后，他每天坚持做。后来，他不流鼻涕了，再跟我通电话时鼻音也没那么重了。尝到了甜头，他也开始跟我学习反射疗法。

一个人体验到重获健康的神奇之后，他才会全身心地投入创造健康的工作中去。什么是创造健康的工作呢？就是好好地耕耘人体反射区这块"福田"。

鼻子不通气怎么办

有鼻炎的人，往往一感冒鼻炎就会复发。一边鼻子不通气，就用大拇指推按鼻反射区，从脚趾趾端向趾甲根的方向顺着推，左管右，右管左，交叉着做。左鼻孔不通气就推按右脚的鼻区36下，右鼻孔不通气就推按左边的鼻区36下。手上的鼻反射区也可以用相同的手法来调理，效果也是一样，跟脚上的位置对应，操作方便，闲着没事儿就可以推。平时还可以在两个鼻翼迎香穴的位置，每天点揉36下。这两个方法，对治疗长期鼻炎、鼻窦炎都很有效。

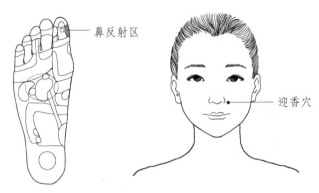

鼻反射区

迎香穴

推脚治鼻炎，要遵循左病右
治、右病左治原则。

点揉迎香穴，可有效治
疗慢性鼻炎。

　　如果鼻炎比较严重的话，那么鼻子、上下颌、肺、气管、支气管、呼吸道这些反射区都要按摩一遍，尤其是在肺区要重点做。同时也要做肾上腺和脾，起到一个消炎的作用。

　　我曾经用足底的反射疗法给一位男士治好过鼻炎。按上面说的方法去做，一次做完也就半个小时，只用了三四天时间，他就能安稳睡觉，不再像以前那样每天鼻子憋得只能用嘴呼吸了。她爱人说："以前每天晚上光听见他大口大口地呼气，都替他憋得慌。"

　　刚开始是我给他做的，他觉得这个方法很好，非常认可。我说："您夫人愿意给您做吗？"他说："没什么不愿意的，能治好就行。"我说："那行，明天让她跟您一起来，我跟她说说。"

　　后来我就教他夫人做，前后只来过三次，夫妻俩就都不来了。两口子学到方法，回家自己做去了。过了一个月，他打电话过来说已经好利索了，不那么憋得慌了，晚上睡觉时觉得鼻子特别舒服。他说，由于夫人每天给自己

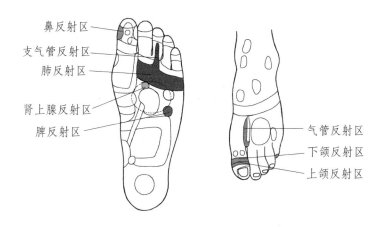

鼻反射区
支气管反射区
肺反射区
肾上腺反射区
脾反射区

气管反射区
下颌反射区
上颌反射区

按摩以上反射区，清肺消炎又通气。

按摩，现在不仅病治好了，夫妻俩的感情也升温了。后来这两口子每年春节都来看我，我们也成了很好的朋友。

一般有鼻炎的人睡觉容易打呼噜。有的人打鼾打了半截儿，后面不喘气儿了，只听见鼻子里呼呼的，半天才喘一口气，这就属于比较严重的。这样的人，每天睡觉前用食指和中指分别推按脚上的上下颌的反射区。每天晚上先推 100 下再睡觉，保证鼻子会舒服得多，也不会再因为打鼾而把家人吵醒了。当然，您要是觉得脚上比较麻烦的话，在手上做也是一样的，方法、方向、次数都不变。

有个保健站的大夫，一直对反射疗法很抵触，患鼻炎 50 多年，一直靠"滴鼻净（萘甲唑啉）"维持。后来他在半信半疑中，用我说的方法给自己做了几次，来跟我说，没想到鼻炎还真好了。

牙疼：止疼药就在手上

症状：牙疼。

方法：1. 哪颗牙疼就掐按手上相应的牙反射区。

2. 在下关穴附近的痛点按揉，顺 36 圈，逆 24 圈，

每天 2~3 次。

在生活中，手的用途可以说是数不胜数，但手上的反射区能治病，尤其是能治牙疼，恐怕很多人就不知道了。两只手分别对应了人的 32 颗牙，而且左边的牙疼要推右手，右边的牙疼要推左手。具体推哪个位置，您看图就明白了。

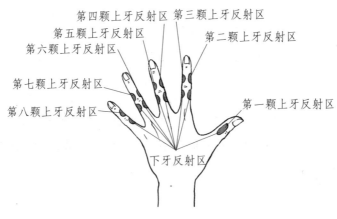

巧用双手，牙疼远离你我。

牙疼时的急救方

牙疼的时候，很多人分不清具体是哪颗牙疼。这时，最快的办法就是在手上沿着每根手指的内侧和外侧找痛点和感觉有沙粒的地方，找到后，坚持用拇指推按，几分钟后，牙就不疼了。

这是治牙疼最快的好方法，做的时候会很痛，但只要您忍住疼坚持做，就会很管用。这个方法我给很多人试过，屡试不爽。

另外还有一个治牙疼的方法，即按揉下关穴。下关穴在哪里呢？您张开口，在耳朵边有一个凹陷的地方，咬牙时会突起，这就是下关穴了。在此穴附近找到一个痛点，按顺时针方向按揉36圈，再逆时针方向按揉24圈。长期牙疼的人，每天这样做2~3次，不失为一种很好的保健方法。

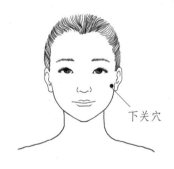

下关穴治牙疼，屡试不爽。

有一次，我带几个学生在我家旁边的小饭馆吃饭，有人一边叫我一边苦着脸就过来了。来人说他3天没吃饭了，牙疼，嘴肿得张不开。我就按住他的肩，用上面的方法给他做了一遍，大概1分钟。他说："杨阿姨，现在觉得真轻松，不过这力度估计很多人都受不了。"我笑着说："你受过来了，奖励你吃点儿饭。"他当时直摆手，说自己这两天连白菜都咬不了。我让他试试，结果他吃了口白菜，没事儿，我又给了他一颗兰花豆，他也吃下了。看，这个方法就是这么见效！

下关穴附近是颞部的神经，治牙疼特别管用。我女儿牙疼时我就经常给她用这招，很多时候比吃消炎药还管用。但这孩子怕疼，要是赶上我不在家，她就自己吃消炎药，还说我"心狠手辣"。

这种方法看似很残忍，但也比不上很多药片残忍，那些药不声不响地就伤害了您的身体，而且后果很严重，真是"害人于无形"。

"暗中作祟"的智齿

牙疼的原因很复杂，随时随地都有可能发生，有的人一到春夏季节就开始发作，甚至年年如此。发作时，整个后牙床都会肿得非常厉害。其实，这是智齿在作祟。

中医说，牙为骨之余。春夏正是万物的生长期，阳气正在向上冲，小孩长个儿也是这时候长得快。所以，长智齿的人要在春夏之前提前补钙，智齿才有足够的力量"冲破黎明前的黑暗"长出来，不至于憋在里面。

长智齿的人，因为他的牙长期长不出来，加上那块牙龈有时也肩负着咬东西的责任，已经磨得比较厚了，既缺钙又顶不出来。碰上这种情况，很多人干脆把智齿拔了，认为去掉了这辈子就不疼了。这是不对的，因噎废食实际上是很笨的方法。

一个人要是营养比较充足或者身体比较健康的话，长智齿本来不是什么大不了的事儿。与其忍受拔牙之痛，还不如从调理身体、补充营养入手，轻轻松松地对付智齿。

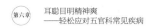

口腔溃疡：小腿就是口腔科大药房

症状：口疮，口腔溃疡。

方法：1. 敲打小腿上的胃反射区 100 下，按揉脾经上的血海、三阴交两穴以及脾经上的痛点各 2 分钟。

2. 口服云南白药，每次 0.75 克，每日 4 次。溃疡消失后，每次 0.5 克，每日 3 次，服半个月巩固疗效。

3. 云南白药直接涂擦患处，每日 3~5 次，直至溃疡愈合。

口腔溃疡是一件让人十分烦心的事，吃不好，喝不好，说话都费劲。

我有一个记者朋友，几乎年年都得犯一两次口腔溃疡，看了好多医生都不管用。他说平常老觉得乏，吃饭后容易疲倦，肚子胀，平常大便也不成形。我告诉他，这是严重的脾虚，因为"脾开窍于口"。我要他每晚用热水泡脚，泡半个小时后用按摩棒按揉左脚的脾反射区。这孩子很听话，当天回家后马上照做。第二天中午，他打来电话说："杨阿姨，我的嘴已经不疼了，今天晚上我还要好好泡脚。"

我建议那些有口腔溃疡的朋友，除了采用上面说的方法以外，每天还要坚持敲打小腿的胃反射区 100 下，完了以后按揉脾经上的血海、三阴交两穴以及脾经上的痛点各 2 分钟，坚持一段时间后，比起乱吃药，效果不知要好

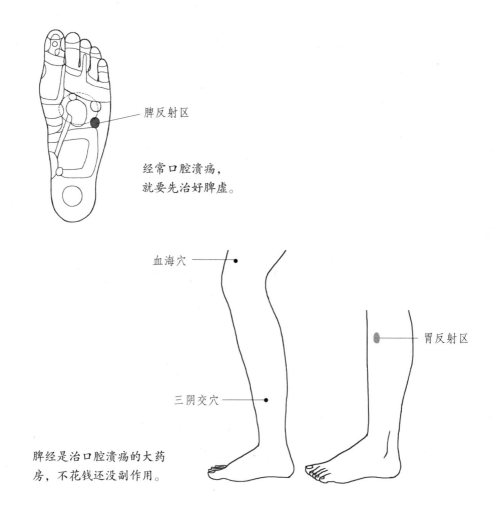

脾反射区

经常口腔溃疡，
就要先治好脾虚。

血海穴

胃反射区

三阴交穴

脾经是治口腔溃疡的大药
房，不花钱还没副作用。

上多少倍。

　　对于经常发作的口腔溃疡，可以口服或外用云南白药。口服的话，每次
0.75 克，每日 4 次。溃疡消失后，每次 0.5 克，每日 3 次，服半个月巩固疗效。
外用的话，就用云南白药直接涂擦患处，每日 3~5 次，直至溃疡愈合。内服
时要服胶囊，不可直接吃药粉。

口臭：试试喝口健脾水

症状： 口臭，嘴里面好像有一团火，睡觉爱流口水。

方法： 10克生石膏沏水，反复冲服，一天一杯，连喝3天。

口臭比较烦人，嘴里的那个味不是吃蒜、葱，或者吸烟、喝酒的臭，而是感到嘴里面好像有一团火。口臭的人跟别人说话，一会儿人家就找个借口走了，他心里就堵得慌，人际关系也搞不好。还有一个症状就是大多数口臭的人睡觉流口水，要是趴在桌子上睡觉，睡醒了得赶快擦，要不然桌子上全是口水，自己也很苦恼。

口臭虽然不是什么大病，但是却给人们带来了很多麻烦，有过口臭经历的人肯定深有体会。

口臭其实是脾虚的表现，同时伴有纳食差、吃饭少、流口水的情况，严重者还会出现四肢乏累。

得了口臭怎么办呢？我给大家介绍一个经验方：喝生石膏水。有人就问我，生石膏能喝吗？

其实，生石膏这个东西是一味中药，有个中医的方子叫作白虎汤，里面用的就是它。口臭是脾胃上火的问题，用生石膏当然没错。

所以，有口臭的同志，建议您到药店买10克生石膏，沏上多半杯，沏完后表面有一层膜，膜里面会有些杂质。您把这层膜弄掉，喝中间的清水就行了。另外，要把杯子下面的杂质留存下来，第二天继续沏着喝。一般喝 3 天，您就不会再口臭了。

　　口齿病表现很多，比如口腔溃疡、蛀牙、牙龈萎缩、牙周炎等。像口腔溃疡，也会引起口臭。嘴里的这些小病就要用小方儿来对付，根本不用兴师动众。

偏头痛：左病右治不怕疼

症状： 偏头痛。

方法： 1. 推按胆囊穴，每天 15 分钟。

2. 找到头上的痛点，做生克补泻法。

3. 左侧偏头痛，就沿左耳耳郭外围的曲线分 9 点，每点顺时针按揉 9 遍；右侧偏头痛，就把右耳耳郭的外围曲线分 6 点，每点逆时针按揉 6 遍。

4. 掐按食指靠近拇指的第二指指关节处，专治前额疼；掐中指指关节桡侧，治头顶疼；掐无名指尺侧，治头对侧的颞部疼痛；掐小指的尺侧，治脑后部疼。

在生活中，很多人有莫名的偏头痛，发作起来很痛苦，吃药也不怎么管事，这时不妨试试下面几个方法。

胆囊穴搭配补泻法

几个月前，有一位西医大夫来找我给她调治偏头痛。我告诉她："今天我给你做完后，你马上就能缓解，但半夜里症状有可能加重，因为胆经走头的两侧，你多年的偏头痛跟胆有关系。如果加重，你就要在小腿阳陵泉穴下二寸的胆囊穴，也就是小腿的肝胆反射区上抹点油，好好推按5分钟左右。每天坚持，对治疗偏头痛以及胆囊炎、胆结石都有一定的作用。"

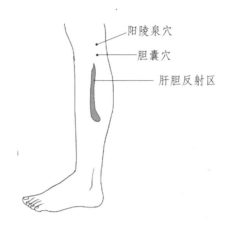

阳陵泉穴

胆囊穴

肝胆反射区

每天按揉胆囊穴，对治疗偏头痛有奇效。

第二天我刚上班，她就来了，脸色非常灰暗。她说："昨晚头疼死了，疼得我直撞墙。"我就给她在头部的风府、承灵、神庭和百会4穴各做了一次生克补泻法。这次她回去以后，偏头痛就再也没犯过。

常有偏头痛的朋友，可以用这两个方法为自己调治。如果觉得不好操作，也可以这么做：先在头上找痛点，然后在痛点周围2厘米的上下左右4个点用大拇指按揉，顺转9圈，逆转6圈，最后在痛点用拇指顺时针按揉36圈，逆时针按揉24圈。

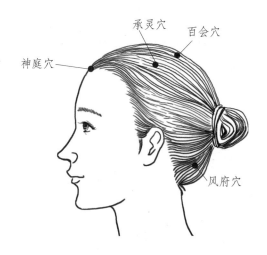

在这几个穴位或头部的痛点做生克补泻法，轻松摆脱困扰多年的偏头痛。

经常用这个方法，坚持一段时间，您就可以彻底与偏头痛说再见了，比吃药都管用。

耳朵上取药，顺逆有别

不管是哪一侧的偏头痛都是胆经有问题。中医讲，外为阳，内为阴，背为阳，腹为阴，左为阳，右为阴。所以，您左侧偏头痛的时候，要进阳火，以 9 的倍数沿着耳郭来做。

具体一点说，就是沿着左耳郭外围一指的距离，画一条曲线，在这条曲线上等距离取 9 个点，由下到上，每点顺时针揉 9 圈。这样左边的偏头痛就能很快缓解。

右侧偏头痛时，在右耳郭外围一指的距离也画一条曲线，均分成 6 点，从下往上做，每点逆时针揉6圈。这样右侧头疼也就好了。

之所以左9右6且顺逆有别，是因为9为阳，6为阴，9为进阳火，6为退阴符。所以，逢9就顺时针，逢6就逆时针。

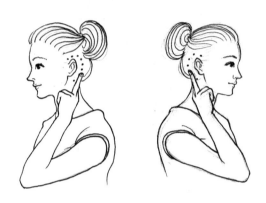

偏头痛就去耳朵上"采药"，左九右六，由下到上。

治偏头痛的其他妙方

遇见偏头痛的患者时，我一般会建议他先去检查眼睛。因为眼为肝之窍，肝胆不好，眼就不好；如果眼有斜视、散光，也会连带着肝胆不舒服。如果眼睛没什么问题，或者验光后配上眼镜把视力矫正了，再用上述方法治疗偏头痛，效果就会更好。如此双管齐下，偏头痛自然不敢"兴风作浪"了。

除了在头上做按摩以外，您还可以通过手上几个特效点对症治疗。在手上食指的第二指指关节桡侧（靠近拇指的一侧）用指甲掐，专治前额痛；在中指的指关节桡侧掐，专治头顶痛；在无名指的尺侧（靠近小指的一侧）掐，专治对侧头的颞部疼痛；在小指的尺侧掐，专治后脑勺疼。

使用这个方法要遵循的是《黄帝内经》里左病右治、右病左治的原则，左手的这些部位治右边的偏头痛，右手的相应部位治左边的偏头痛，不要做反了。

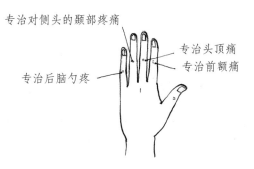

专治对侧头的颞部疼痛

专治头顶痛

专治前额痛

专治后脑勺疼

四个手指个个能，助您赶走偏头痛。

这个方法操作起来十分简单，单纯用指甲掐，或者您把七根牙签绑到一起扎，都管事儿。

头晕、头疼：分析病因，区别对待

症状：头晕，头疼，晕车。

方法：1. 脑贫血头晕——两勺白糖沏浓水喝，发病时即用
即好。

2. 高血压头晕——用大拇指和中指轻抚另外一只手
中指的两个侧面，从指尖到指根轻抚81下。

3. 精神紧张头晕——用大拇指按揉5个穴位，在风
府穴顺转9圈、左承灵顺转27圈、神庭逆转12圈、
百会顺转45圈、右承灵逆转24圈。这几个穴位的
前后顺序不能变。最后用十指指肚敲打整个头部2
分钟。

4. 晕车——在内耳迷路反射区从脚踝向脚趾方向推
按，每天坚持做36下。

脑贫血引起的头晕怎么办

女孩子超过一米六五，男孩子一米七三以上，尤其是一米八以上的大个
子，很容易出现脑贫血。女人脑贫血，在怀孕期间发作得更厉害，可能上厕
所的时候，猛一起身就觉得眼前发黑，很容易摔倒。这样的患者只需取两勺

白糖，沏得浓一点儿喝下去，10分钟后就什么事儿都没了。经常因为脑贫血引起头晕的人可以每周喝白糖水 2~3 次，随时补充脑血糖。

血压高引起的头晕怎么办

血压高的人也很容易头晕，用大拇指和中指轻抚另外一只手中指的两个侧面。还是那个原则，要顺着一个方向。另外，需要特别注意：是轻抚不是推按，从指尖轻抚到指根，不要来回做。先做右手 81 下，再做左手 81 下，再回到右手 81 下。女的是右—左—右，男的是左—右—左，一共是 3 个 81 下。建议有高血压的人每天这样做做。

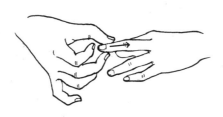

轻抚中指是最温柔的降压法。

在济南，我一个学生的保姆，突然血压高了，头晕得厉害。我的学生就告诉她上面的方法，结果她给做反了，从里往外做的，血压倒升上去了，头就更晕了。后来，我的学生用正确的方法亲自给她做，那个保姆的头晕症状很快得到缓解，一会儿就睡着了。

另外，血压高的人还可以做双大脚趾，从趾腹捋到趾跟，每次 36 下，效果也非常好。

精神紧张引起的头晕怎么办

很多人因为工作压力大、精神紧张等也容易头晕、头痛，脑袋沉沉的。这时候，有一个方法能让您立马觉得神清气爽、眼睛有神。用大拇指按揉 5 个穴位：风府穴顺转 9 圈、左承灵顺转 27 圈、神庭逆转 12 圈、百会顺转 45 圈、右承灵逆转 24 圈。注意，这几个穴位的前后顺序不能变。最后用十指指肚敲打整个头部两分钟。这样做完以后，患者立马会觉得眼睛很亮，脑袋后面像是有清爽的风拂过，很舒服。

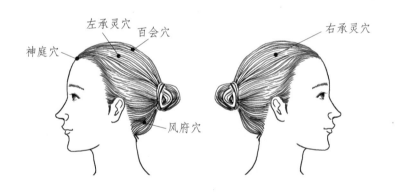

按揉这几个穴位就能让头脑清爽。

晕车怎么办

有的人晕车到什么程度呢？自己开车不晕，坐别人的车晕；坐破车不晕，坐好车晕。我们的脚面四、五趾趾缝下，大约 4 厘米的地方是平衡器官反射区，也就是内耳迷路。晕车的人这块是膨出的，很凸。在这个地方治疗晕车的时候就要把大拇指侧过来，从骨缝进去，从脚踝向脚趾方向拉，每天坚持做 90 下，坚持一两个月就能有不错的效果。如果今天临时要出去，怕晕车，

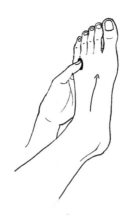

拉扯内耳迷路，让您不再晕车。

那就提前一个小时，做 20 多分钟。

有一个学生，家里有很豪华的别克车，可是出门的时候就得打的，而且必须打最次的那种出租车。我就按上面的方法给她做了四五次，也就一个礼拜，就完全好了。

后来一家人坐飞机出远门，从天津到北京机场，这个学生就坐自家的别克车，一点儿都没晕。一家人又乘飞机到新加坡，还是一路平安。家长说："太感谢了，没想到脚上还有这么神奇的地方。"

感冒：这样做比吃药打针还速效

症状：感冒。

方法：1. 做背部按摩，从大椎推到长强，再从长强推到
命门。

2. 风寒感冒：浑身发冷，流清涕——用鲜姜片煮水
泡脚30分钟。风热感冒：便秘，喉咙痛——用菊花、
金银花煮水泡脚30分钟。

3. 把砭石分别放在大椎、肺俞、天宗、天突等穴位。
如果头痛，要在印堂和太阳穴放上砭石块；鼻塞不
通的，在鼻子两侧的迎香穴都贴上砭石块。

4. 按摩足下肾上腺、脾、淋巴、肺、气管、支气管
反射区。

在长期的实践中，我运用综合自然疗法创立了一种叫"感冒一日清"的
方法，对治愈感冒有特殊的疗效。这里的感冒指的是一般性感冒，不是病毒
性感冒。

感冒了，先推背

　　我先给感冒患者做背部按摩，从上到下，再从下到上做推背。就是说从大椎推到长强，再从长强推到命门，先推 10 分钟。往往这样按摩下来，如果是发烧的，就基本上能退烧了。做推背按摩实际上就是让后背发热，感冒的人一般容易感觉冷，您可能只知道抱个暖水袋让前胸热起来，而不知道让后背也热乎一点。推背就是让您的后背先热起来，然后热才能传遍全身。如果是一个人，没法自己按摩，就可以弄个热垫子垫到后背，不但能通热治感冒，同时还可以调节五脏六腑，效果也挺棒的。

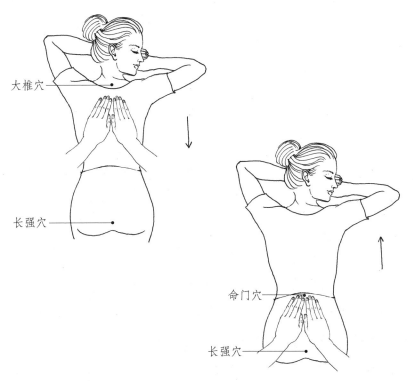

感冒发烧先推背，调节五脏六腑，促进新陈代谢。

风寒风热，分开泡脚

接着就开始泡脚。不过泡脚之前，我先要看看患者是得了风寒感冒还是风热感冒，感冒的类型不同，用来泡脚的药材也不同。

风寒感冒，起因通常是劳累，没休息好，再加上吹风受凉。它属于太阳经症，通常在秋冬季节发生。风寒感冒的人容易觉得后脑勺疼，脖子转动不灵活；怕寒怕风，通常要穿很多衣服或盖大厚被子才觉得舒服点；流清鼻涕，白色或稍微带点黄。如果鼻塞却不流涕，但喝点热开水就开始流清涕的，也属于风寒感冒。

风热感冒，起因通常是便秘，多属于阳明经症。如果是便秘两天以后喉咙再疼一两天，最后才出现感冒症状，这就是风热感冒。为什么便秘会引起感冒呢？中医认为肺和大肠相表里，大便不通畅容易影响到肺，呼吸不畅就容易出现感冒症状。

确定了感冒的类型后，如果是风热感冒，就用菊花、金银花煮水泡脚30分钟；风寒感冒的话，就用鲜姜片煮水泡脚30分钟，这样就能发汗、驱寒。用干姜片也行，干的就少搁点。这些东西都可以多泡几次再扔。

不同症状，砭石统治

泡脚后让患者平躺在床上，然后把砭石分别放在患者的大椎、肺俞、天宗、天突等穴位。如果头痛，要在印堂和太阳穴放上砭石块；鼻塞不通的，在鼻子两侧的迎香穴都贴上砭石块。这里我要说的是，如果是风寒感冒，除了拿温热的砭石搁在大椎穴、肺俞穴、天宗穴和天突穴上，在天府穴上也要搁上温热的砭石。

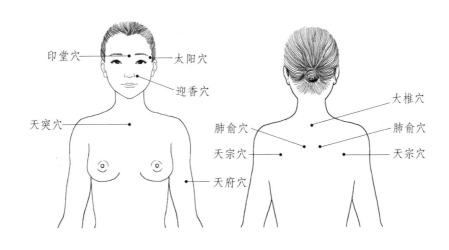

感冒了就在这些穴位上贴砭石扣，风寒喜温，风热喜凉。

风热感冒最大的特点是嗓子疼，方法也一样，只是要把砭石弄凉点，还是搁在上面说的那些穴位上。

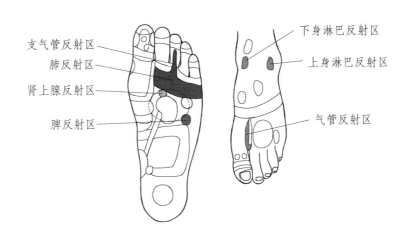

疏通感冒相关器官，"一日清"完美收尾。

疏通足部，一日痊愈

最后做足部按摩，重点按揉肾上腺反射区，这样可以退烧、消炎。同时要用四位一体的基础法按揉脾、淋巴、肺、气管、支气管等反射区。一般做20分钟就能把跟感冒有关的这些器官给疏通了。

一般的感冒，您在上面的方法中任选一个就行。如果是严重的，将上面的方法结合起来，差不多一天时间就好了。学会了上面的方法，您感冒了就不用再吃药打针了。家里人感冒了，您自己就可以给他治了。

失眠、精神不振：揉揉摩摩睡得香

症状1： 失眠、精神不振、莫名紧张、走神、没食欲、头疼、健忘、心烦。

方法： 1. 在脚后跟的安眠特效点往前推36下。

2. 一只手抓住5个脚趾，用另外一只手的掌心对五趾前额摩擦，顺时针转36圈。

3. 在头部的风府穴上按揉，顺9逆36；在左承灵穴按揉，顺27逆48；在神庭穴按揉，逆12顺63；在百会穴按揉，顺45逆60；在右承灵穴按揉，逆24顺81，以上几个穴位按先后顺序做。

4. 每天点按耳朵上的神门穴30下。

5. 每天用吴茱萸泡脚20分钟或用温醋调和吴茱萸粉，外敷脚心，坚持1~2周。

注意： 以上方法请任意组合。

症状2： 嗜睡，整天睡不醒。

方法： 1. 在脚后跟的安眠特效点往后推。

2. 按揉足部甲状腺反射区，每天20分钟。

人的一生当中，睡眠约占我们生命的三分之一，可以说，人这一辈子起码有二三十年都是在床上度过的。但是，并不是每个人都能睡得那么香。

长期失眠的人，脚底自涌泉穴向斜上方延伸至第三、四趾内会出现一条足纹，这就是失眠线。出现这条纹线的人需长期靠服用舒乐、安定等药品才能入睡，或者等到好不容易睡着了，一点点响动或没有响动突然又醒了，醒了就再也睡不着了。结果搞得第二天很累，没心思工作，光打瞌睡，哈欠连天的。这样的情况偶尔一次影响不大，要是长期如此，人的身体和精神都耗不起。

老年人，睡不着觉，早早地起来了，身体其他地方也没什么大毛病，反正就是睡不着，这就属于生理的因素。人都有生老病死，人一老，啥都虚了，身体也远不如年轻时候了，觉也就少了。

年轻人失眠主要是因为什么呢？现在的年轻人普遍工作压力大，夜生活多，往往到了晚上就容易兴奋，时间久了就真的睡不着了。现在有个普遍现象，是睡前玩手机。本来就睡得晚，越看手机越不想睡，越拖越晚。还有一种情况，如果身体突然出现了其他问题，比如感冒发烧，整夜整夜地烧，也会睡不好。这些都是导致失眠的原因。

脚上就有安眠特效点

治疗失眠症的方法很多，最常见的是长期服用安眠药物。这种药对脑神经起到抑制作用，虽然暂时管用，但并不能治病去根。而且，长期服药会使患者产生药品依赖并出现记忆力严重减退，甚至老年痴呆等症状。

因此，运用反射疗法进行家庭自我保健，克服对药物的依赖是一种不错的选择。

失眠的人大多数是因为压力太大，另外本身的内分泌也有问题。那么，治疗的话最好是全足都按摩到，把全身都调理一下。在全足按摩的基础上，重点加强对足跟前部正中偏内侧的安眠特效点的点按和刺激，对失眠有很好的改善作用。

在脚后跟的安眠特效点往前，推36下，或者您有时间的话就多推一会儿，不必拘泥于数字。但是，推的方法要注意，还是那个原则，千万别来回推，来回推会起到相反的作用。

在小脚趾根部横纹处也有一个安眠特效点，多推按这个点也能让您睡得很好。

失眠也是甲亢的症状之一，甲亢患者在调理全足的情况下，要重点做甲状腺、脑垂体反射区以及这两个安眠特效点。

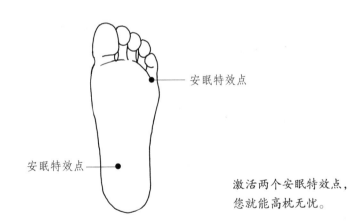

激活两个安眠特效点，您就能高枕无忧。

减压就能睡得香

要想彻底调理好睡眠还是要降低脑部的压力，把压力卸掉，心态放轻松。

下面这个通过脚趾前额来调节的方法就有很不错的疗效。

　　用一只手攥住一只脚的 5 个脚趾，用另外一只手的掌心对五趾前额进行按摩，顺时针转 36 圈。

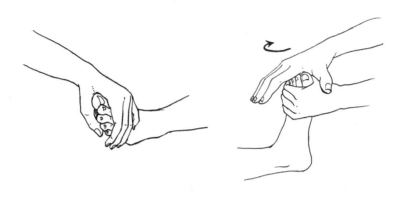

搓前额甩掉压力，就能轻松入睡。

　　有一次，在出版社做宣传的一个女孩子给我反馈了一个信息，说她因为妈妈长期失眠，就试着在妈妈脚趾上的前额反射区按揉，结果妈妈能睡得着了，但头顶部位却开始出油。

　　她问我，这该怎么办呢？我告诉她，不用担心，这说明你的孝心得到了回报。你按揉妈妈脚上的反射区，加强了她身体的新陈代谢，所以头顶有出油的现象，这是一件好事。我建议她，别做得过于频繁，基本上一天一次，一次 10 分钟就差不多了。

　　此外，您还可以按摩脚上的大脑、小脑脑干反射区，每次至少做 20 分钟。还要多做脚上的肝反射区，因为肝司疏泄。

　　曾有一位单位的领导，五六年来都没睡过一次好觉，我按上面的方法给他按摩足底反射区。做了一次，他回去后就连续睡了十几个小时，当时可把他夫人吓坏了。先生醒来后第一句话就是："这一觉睡得真香啊！"

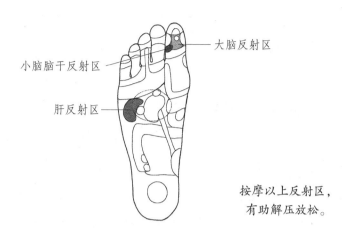

大脑反射区

小脑脑干反射区

肝反射区

按摩以上反射区，
有助解压放松。

调整心情才能不药而愈

现在，有神经衰弱的人越来越多。他们通常会头痛心烦，老觉得精神压力大，晚上睡不着，白天精神萎靡。这类患者吃了医院开的药，往往刚开始还有点作用，后来就一点效果都没有了，症状甚至更严重。如果家人有这些症状，那您就回家给他们泡泡脚吧，泡完脚顺带给他们按摩按摩头部和足部反射区。把健康送给他们，也是表达了家庭成员之间的爱心。

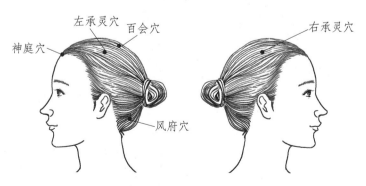

左承灵穴　百会穴　　　　　　　　　　右承灵穴

神庭穴

风府穴

经常按摩头部，每天都能神清气爽。

在给自己和家人做头部梳理的时候，可以用生克补泻法。在头部的风府穴上用拇指按顺时针方向点按9次，再按逆时针方向点按36次；然后依次在左承灵穴按揉，顺27逆48；在神庭穴按揉，逆12顺63；在百会穴按揉，顺45逆60；在右承灵穴按揉，逆24顺81。

我曾经调理过一个神经衰弱的老人，他总是头疼、没精神，最后竟然发展成抑郁症了，整天头也不抬、话也不说，就知道哭，夜里睡不着，白天净打盹儿。久而久之，他已经形成心理暗示了，觉得自己不可能睡得着觉。白天打盹儿的时候，孩子好心好意给他盖上被子，他却说人家："干吗呢？"子女说："看您睡着了，都打呼噜了，给您盖个被子，别着凉了。"他一脸的不高兴："谁睡着了？鬼才打呼噜呢！"其实，这就是神经过度紧张的表现。

了解病情后，我用这个方法给他调理头部反射区，同时按揉与大脑、肾脏有关的足部反射区，尤其是大脑和前额反射区。另外，还帮他梳理足部的心脏、脾胃、肝脏反射区。

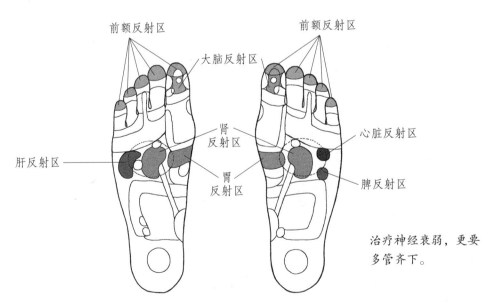

治疗神经衰弱，更要多管齐下。

在调理的过程中，他就睡着了，我走的时候他都没醒。到了晚上，他问："杨奕呢？"孩子们说："人家看你睡着了，就走了。"他很生气地说："谁睡着了？我眯着呢！走的时候也不跟我打个招呼！"

一个人如果肝不好，肝气上亢，肯定头疼，而肾气虚也会引起头疼，导致神经衰弱。可以说，哪一种病都不是孤立出现的，一定是多个脏器功能失调所致，总归是气血没运化好，一伤俱伤。梳理这几个反射区就能调整脏腑的机能，提高免疫力。

其实，每个人都有抑郁或神经紧张的时候，偶尔失眠或短时间失眠，并没有什么大碍，只要适当地调整，多梳理身体的反射区，就能解决问题。即便是长期失眠的人，也不可能连续24个小时都不睡觉，肯定会有短时间的休息，只是没有进入深度睡眠而已。这样的人最容易给自己心理暗示：我就是睡不着的人，我就是神经衰弱得厉害……觉得自己总是一睡而过，蜻蜓点水似的。即使失眠和神经衰弱的症状有所改善，往往也意识不到。

所以，对某些心理方面的疾病，调整自己的心情才是最好的"药"。心情放松了，病就能不药而愈。

提高睡眠质量的小妙方

长期失眠的人，不仅神经紧张，还会郁闷、精神不振。不管是什么原因导致的抑郁，都可以在耳朵的三角窝里点按一个叫神门的安神穴，每天30下。要是觉得不好找，您就自己"找别扭"，耳朵上哪儿疼就按哪儿，按到不疼，心情就会好了。

除了做反射区以外，您还可以用吴茱萸泡脚，或者把粉碎后的吴茱萸加

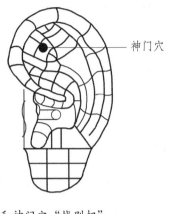

和神门穴"找别扭"，
就会拥有好心情。

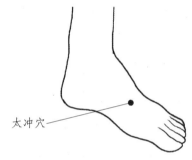

按揉太冲穴，可疏肝调气。

温醋调成糊状，取适量涂在纱布上，贴敷在脚心。

敷脚心的方法白天、晚上用都可以，敷 1~2 周以后，再睡不着觉的人也能一觉睡到自然醒了。但我建议不要晚上敷，否则会把被子弄得又酸又臭的。最好是白天上班前敷上，敷一整天，回家以后洗掉，第二天上班前再敷。

您还要多拍手，多按太冲穴，这两个方法也是疏肝调气的，非常管用。另外，我自己用过一个水煮香蕉的验方，也很管用，吃蕉喝水，有安神的作用。坚持用这些小方法，您的睡眠质量肯定会越来越好的。

老想睡觉的人又该怎么办

上面我说的针对脚底安眠特效点的做法，方向您别记错了，是向前推。如果您往后推，那恐怕您这一宿就得坐着别睡了，因为往后推是治嗜睡症的。

有的人睡不着觉郁闷，但有些人整天光想睡觉，也很烦，这种状况就是嗜睡症的表现。一般钾低的人容易得嗜睡症。这样的人往往吃得少，犀牛肩，头一挨枕头就能睡着。别说挨枕头了，坐车的时候靠着个窗户边儿也能睡着。以前我认识一个人，一副整天都睡不醒的样子。有时我们一边聊天他都能睡着，等到叫醒他，他都不知道自己已经睡着了。像这样的人，如果要想用反射疗法调治的话，就要调理甲状腺反射区，并在脚后跟的安眠点往后推，每天坚持 20 分钟，效果就很不错。

学会了这些小方法，坚持下去，相信您每天都能睡得很安稳。

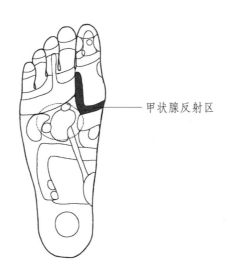

甲状腺反射区

整天昏昏欲睡，可能是甲状腺出了问题。

第七章

百病渐消清福来
——如何增强皮肤的免疫力

痤疮：用不着内服外抹

症状： 青春痘、痤疮。

方法： 1. 每星期挑破脊柱两旁各四指宽区域内的两个丘疹，
挤出黄色液体。

2. 30 克白果压碎，用 75% 的酒精密封炮制一周，用
炮制好的药液涂擦患处，每天 2~3 次，坚持半个月。

3. 在大椎、肺俞、脾俞处拔罐。

不少年轻人脸上或多或少地长着"青春痘"，一直好不了，不仅影响美观，
也容易继发感染。一般来说，青春痘就是痤疮，它多半是因肺燥脾湿引起的，
有的跟性激素也有关系。

凡是脸上长着痤疮的人，在背部一般都有小的丘疹。这里我介绍两种小
方法：

一是家人可以每星期在他脊柱两旁各四指宽的区域内，两边各挑破两个
丘疹。

具体做法是：把家里的缝衣针用火烧一下，再用 75% 的酒精消毒，然后
贴着皮肤在丘疹根部横穿刺破，挤出一些黄色液体就行了。坚持做 2~3 个月，
脸部的痤疮就会好了。

二是到中药房买 30 克白果压碎，用 75% 的酒精密封炮制一周，用炮制

好的药液涂擦患处，每天 2~3 次，半个月可取得满意的效果。要是痤疮的"历史"比较久了，就要多坚持一段时间。

有痤疮的人注意不要吃辛辣的食物或者海鲜。而有严重痤疮的人可用拔罐排毒的方法，即在大椎、肺俞、脾俞几大穴位处拔罐。

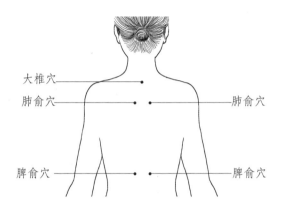

大椎穴

肺俞穴　　　　　　　　　　　肺俞穴

脾俞穴　　　　　　　　　　　脾俞穴

在这三个穴位拔罐，可排出体内深层毒素。

前些年我给一位四川小伙子治过痤疮。他刚从四川来到北京，饮食习惯还没有改变，一味地吃辛辣食物。但北方气候干燥，不同于南方潮湿的环境。他脸上的痤疮非常严重，一脸的红疙瘩，都顶着血，找对象都受影响。

我给他用排毒拔罐的方法，第一天拔了 3 次，一次拔 40~50 分钟，拔出来一些白的、跟酸奶一样的东西，黏黏的，非常恶心。一天 3 次，整整拔了 7 天，拔到最后，起罐的时候那个罐儿都烫手。就这样把他身体里边的热毒都拔出来了，然后痤疮就平复了，回家就"骗"了个媳妇，现在孩子都长老大了。

拔罐的时候，有的部位会起水疱，用消好毒的针横向刺破后放出水来，撒上些云南白药，用纱布包上即可。

第二天，在伤口处滴几滴香油，避免有汗或者水感染，再在原处拔罐。坚持几天后会逐渐拔出血或者乳白色的东西。每天拔，一直拔到不出东西了、所有的结痂都脱落了再停止。这时脸上就光光亮亮的了，后背也不会留下什么痕迹。

痱子：最好的药方在厨房

症状：起痱子。

方法：1. 开水沏盐，凉到温凉的时候洗患处，每天洗 3~4

   次，每次 15 分钟。

   2. 用六一散代替痱子粉。

夏天天气一热，人就很容易起痱子，大人小孩都是。起痱子大多是出汗不畅引起的，尤其是出了很多汗，拿凉水一激就更容易起。

下面这个方法对大人小孩都管用，尤其更适合小孩。

方法很简单，就是拿开水沏盐，然后凉到温凉的时候用来洗痱子，会有不错的效果。当然，这个盐就不用大盐粒了，用家里做饭用的盐就行了。

盐水能消炎，治疗痱子效果非常好。尤其是在夏天的时候，每天用盐水洗 3~4 次，每次洗 15 分钟，小孩子会觉得浑身很清爽。

作为家长，夏天的时候为了使孩子不出痱子，可以每天在他的洗澡水里放点盐，能起到预防的作用。

除了用盐水洗，最好再搽些六一散。现在有些不太好的爽身粉里面会有一些杂质，所以尽量不要给孩子用。怕小孩夏天长痱子就可以预备些六一散。

六一散是由甘草和滑石粉组成的，滑石粉一份，甘草六份，所以叫六一散。

　　刚出生的小孩，每天给他洗完澡后扑上点六一散，然后再给他铺上尿布，孩子就可以受到很好的保护。

　　另外，这个六一散是可以入肚的。比如说有人中暑了，您把六一散混到西瓜里给他吃了，也可以祛暑。

顽固脚癣、手癣：去燥除湿是关键

症状 1：牛皮癣等顽癣。

方法：1. 每天泡脚 30 分钟，在足部的肾、输尿管、膀胱反
射区、免疫系统反射区各按揉 108 下。

2. 在背部的脾俞、肺俞拔罐 40 分钟左右，连续拔
10 天。

3. 在长癣部位用砭石等工具刮、摩。

4. 每天用两只手在两脚踝骨后面，从下往上使劲挤
按 100 下。

症状 2：手上的皮特别厚、发痒、发红、有裂口。

方法：蛇床子、苦参、白鲜皮各 60 克，生百部、白术、黄
柏、雄黄粉、硫黄粉各 20 克，每天用温水煮开，凉
到温热后泡手半小时。

人身上有一个反射区叫顽癣区，如果您能好好地使用它，那牛皮癣、荨
麻疹等顽固性皮肤病就可以减轻乃至祛除。这块大药田就在脚后跟上的一块
"三角地"里，紧挨着子宫、坐骨神经、生殖腺反射区。

平时您也可以在两脚踝骨后面推拿，大拇指在一侧，食指和中指在另一
侧往上推拿，每次 100 下，有预防癣疾的作用。

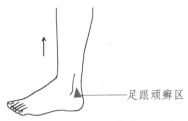

足跟顽癣区

在脚后跟的三角顽癣区提拉，
是简便而有效的除癣奇方。

牛皮癣的自我调治法

我曾调治过一个患牛皮癣的小姑娘。她来的时候几乎全身都布满了癣，非常恐怖。她父母说，这孩子之前也长过两次，只不过都是一小片一小片的，最近一次发作后在医院里开了药，没想到吃完后全身都"爆发"了。家长领着她辗转了河南、天津等很多地方，找了很多医生，也试了不少偏方，都没有治好，后来通过别人介绍找到了我。

我一看那女孩，除了脸上还算干净之外，全身都有厚厚的一层癣。我就

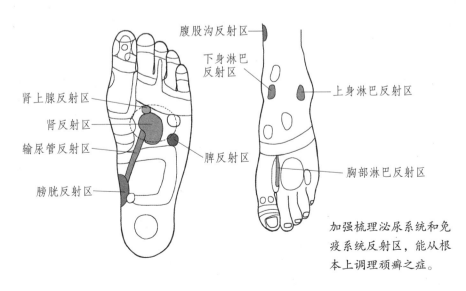

腹股沟反射区

下身淋巴
反射区

上身淋巴反射区

肾上腺反射区

肾反射区

输尿管反射区

脾反射区

膀胱反射区

胸部淋巴反射区

加强梳理泌尿系统和免
疫系统反射区，能从根
本上调理顽癣之症。

给那孩子做足部按摩，天天做。有时候，小姑娘周末贪玩儿，晚上 10 点多才回来，我也坚持给她做。就这样每天给她调整足部反射区，坚持了 5 个月，癣就消失得差不多了。

怎么做的呢？先是在脚下的肾、输尿管、膀胱反射区着重做，做 108 下，有时要做到 300 下或 360 下，就是不厌其烦地给她做。然后，在免疫系统反射区重点做，也就是腹股沟、肾上腺、脾、上下身淋巴、胸部淋巴，也做 108 下。

等小姑娘身体稍微好一点后，我就在她背部的肺俞和脾俞拔罐。一般来讲，起癣是因为肺燥、脾湿，所以我主要在她脾俞处拔罐，每次 40 分钟以上，甚至 1 小时，连续拔 10 天。在做的过程中，我担心小姑娘受不了那个疼，还给她放张韩剧光盘，她就歪着头一直看。

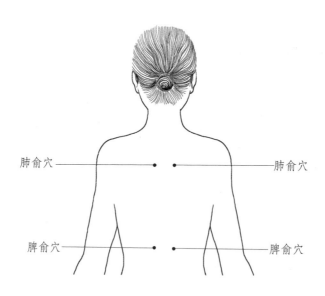

肺俞穴 —————— •   • —————— 肺俞穴

脾俞穴 —————— •   • —————— 脾俞穴

在肺俞和脾俞拔罐，可除燥去湿。

　　我告诉这孩子的妈妈，回家后每天用砭石给孩子刮，再用另一块消完毒后的砭石给她摩擦长癣地方的皮肤。现在，这孩子的皮肤不仅没有结疤，反而变光滑了。

手癣（鹅掌风）的自我调治法

　　我治过一位多年的鹅掌风患者。他手掌发红，老是脱特别厚的皮，有时候还有裂口，感觉他的手就跟别人的脚后跟似的。中医认为，鹅掌风主要是因为体内有很重的湿气。这种人一般还有脚气，而且大多在单脚、单手上滋生。

　　我把蛇床子、苦参、白鲜皮各60克，生百部、白术、黄柏、雄黄粉、硫黄粉各20克混在一起，让他回家后每天用温水煮开，凉到温热后泡手半小时。他照此方法坚持了一段时间后，手癣慢慢地就好了。

冻疮：痛过就好了

症状：耳朵、手、脚长冻疮。

方法：1. 用醋泡手脚，涂抹耳朵，再用塑料手套闷起来，
坚持12小时。

2. 把20～30个红尖辣椒泡在水里10分钟，煮开，
水稍温后泡脚，治脚上的冻疮。

3. 如果冻疮已溃烂，就把新鲜的山楂搁进冰箱里，
冻硬以后拿出来煮水，用煮烂的山楂擦冻伤的地方。

辣椒水温暖您冻伤的手脚

好多人一到天气寒冷的时候，手脚就开始龟裂、生冻疮，主要原因就是
身体末梢供血不足。手上裂口子时，除了戴手套这个简单的保护方法外，还
可以用醋泡一泡手，然后拿塑料手套闷起来，一宿以后，手就好得差不多了，
脚也是一样。

如果您是汗脚，又穿单鞋，就极易冻脚。一般刚开始冷的时候穿得少，不
注意，最容易冻脚，到了三九天反而没什么事儿了。脚有冻伤的人，开始会觉
得脚冰凉，一到稍微热点的地方又会痒得难受，还伴有疼痛，抓都没法儿抓。

我儿子多年前冻脚了，我就用辣椒水给他洗，他好了以后再也没冻过。

具体怎么做呢？用一捧红尖辣椒（20～30个）泡水，泡一会儿后煮开，水稍凉后边泡脚边洗。当时，孩子还小，没那个耐性，泡一会儿就不想泡了，我就连哄带吓地让他坚持泡了40分钟。泡完了以后给他用被子盖上。不一会儿儿子大叫："不行了，我脚上可以点烟了！妈！要着了！"他感觉脚上火烧火燎的。我说："着不了，放心待着吧！"

这孩子冬天爱穿单鞋，但从那以后再也没有冻过脚。

不管是手上还是脚上的冻疮，您都可以试一试这种方法。每天用辣椒水泡20分钟，连泡3~5天，冻疮基本就可痊愈了。

冻疮溃破用山楂擦

如果冻疮已经溃破了，再用辣椒水泡肯定受不了，那您就用下面这个温和一点的方法。

到市场上买来新鲜的山楂，洒上水后搁在冰箱的速冻柜中，只需一会儿它就被冻得硬挺挺的。用冻好的山楂煮水，这一冻一化，它就烂开了。您就用烂了的山楂来擦冻红的地方。一般擦2~3次就好了，也不会太疼。

这个法子是我母亲教给我的。我年轻那会儿，北方比现在冷多了，从天津到北京，坐火车一坐就是好几个小时，冻得脚上都能探进去半个手指的大深窟窿。当时，我妈就是这样给我洗好的。

如果鲜山楂不太方便买到，怎么办呢？您可以用少量的辣椒煮水，用毛巾蘸着热敷。

冻疮一般是一年治好，年年不犯。忍得一时之痛，可换岁岁平安。这笔"买卖"还是很划得来的。

瘊子：只需 7 个鸡蛋

症状： 身上长瘊子、扁平疣。

方法： 用醋泡 7 个生鸡蛋，泡 7 天后煮熟吃蛋，一次吃完，
或者分几次吃。

有一种非常烦人的皮肤病，那就是"长瘊子"。只要长了一个"母瘊子"，没多久全身就会布满很多"小瘊子"，特别影响心情。不过，长这个东西也说明您平常的精神状态本来就不好。

治疗方法就是用醋泡 7 个生鸡蛋，泡上 7 天，然后煮熟吃蛋，可以一次吃完，也可以分几次吃。一般吃完后半个月，瘊子就掉了。如果还不掉，再另泡 7 个吃下去。也许就在某天洗澡的时候，它不知不觉地就掉了。

不管是身体上哪个地方长疣，您都可以用这个方法，只不过，这样的鸡蛋有点难吃，吃的时候您得忍一忍。

人长瘊子与心情有很大关系，心情不好的时候最容易长瘊子。所以，在用这个小方法的时候，您千万别忘了调整好自己的精神状态。

这个方法也适用于扁平疣。

荨麻疹和带状疱疹：身心统调才见好

症状 1：全身瘙痒，有一片一片的鲜红色不规则风团。

方法：蛇床子 30 克，明矾 30 克，百部 30 克，花椒 30 克，
苦参 30 克，煮水泡澡，一天洗两次，洗完后盖被，
微汗。

症状 2：多在额头、颈部、腰间、大腿外部起水泡，基本
是环状的。

方法：1.吃云南白药的保险子，每天 1 个。云南白药胶囊，
每次 1~2 粒。

2.用云南白药粉末和香油调开，涂在痛处，不分次
数。有痛感就涂，直到痊愈。

注意：吃云南白药期间不要吃鱼和蚕豆。

　　我的一个济南的学生常年被荨麻疹困扰，时犯时不犯。但是，突然有一
年病情严重起来。她跑遍了当地几家大医院，后来被一位专家确诊为玫瑰糠
疹，打针、吃药、输液都不管事，弄得这孩子整天心烦意乱的。

　　荨麻疹是什么呢？它实际上是一种过敏的反应，主要表现就是皮肤发红
或者泛白，很痒，这跟脾湿肺燥有关。有时也伴有精神因素，如抑郁或者精
神刺激，都有可能成为诱因。

荨麻疹的调治法

肺主皮毛，肺不好的时候，皮毛有的时候是被禁锢的。比如硬皮病就是皮毛被禁锢了；有的时候它是散开的，不禁锢了，就直冒虚汗。稍微有点风，一般人都不觉得冷，但肺虚的人就觉得很凉，得赶紧护住上身。

肺虚的情况下，皮毛和外面通达就不好，再加上脾又湿，身体里那么多水汽怎么办呢？肺和大肠相表里，肺燥时口舌干，肺虚时大便不成形，与此同时，皮肤上也会出现一些状况。荨麻疹、湿疹、玫瑰糠疹，甚至包括牛皮癣等这些皮肤上的事儿，大多都是这样引起的。

刚才说的那个济南的学生，痒得睡不着觉，皮肤上有鲜红色不规则的风团，一片一片的。因为拖了几个月，已经发展成了慢性荨麻疹。我就让她吃云南白药，同时还给她开了一剂洗药，连吃带洗。

我开的洗药方子是：蛇床子 30 克，明矾 30 克，百部 30 克，花椒 30 克，苦参 30 克，煮水泡澡，一天洗两次。洗后，盖上被子，出些微汗。

泡完后第一天她就觉得轻松了许多。我让她坚持每天用这个药洗，洗了一个月，就彻底好了。

这几味药都有杀虫止痒的作用，但又各有不同、各有偏重。比如，蛇床子还可以祛风燥湿，百部还可以润肺止咳，而苦参则能够清热燥湿等。

由于荨麻疹很顽固，容易复发，我就建议她洗完一个月后，每个月再洗一次，每次各味药搁 10 克就行。另外，平时如果感觉痒了马上就洗。她按我说的去做，后来一次也没有复发过。另外，如果是小孩或者局部出荨麻疹，可酌情减量。

带状疱疹的调治法

大多数皮肤病都跟精神状态有关。比如某一时期您的精神特别压抑，可能突然就会得带状疱疹。我自己起过两次带状疱疹，两次都是遇到一些不太愉快的事儿以后，疹子一下子就起来了。

凡长过带状疱疹的人，如果正好赶上心情不好，或受到一些刺激的时候，带状疱疹就容易复发。

初起时皮肤没有什么异常，只是疼，严重的还会起水泡，额头、颈部、腰间、大腿外部都会起，基本是环状的。

我有一个朋友，那时候，她的姑娘要考大学，她比她姑娘还紧张，一下子就长带状疱疹了，这还是属于心情紧张。

所以，要想预防带状疱疹就要保持精神愉悦，不能总是愁闷，遇到烦心事呢，要想开一点儿。

我治疗带状疱疹的方法就是吃云南白药的保险子，每天 1 个。云南白药胶囊，每次 1~2 粒。同时可用云南白药粉末和香油调开，涂在痛处，不分次数。有痛感就涂，直到痊愈，连吃带涂。

注意：在吃云南白药的这两三天之内不要吃鱼和蚕豆。

总之，咱们皮肤的这点事儿，其实没什么好怕的，您记住这么几个小方法就行，不但管用还不怎么费钱。

这里我要特别提一下这个云南白药。对 45 岁以上的人，建议每个月吃一次。您定一个特殊的、比较容易记住的日子，一个月吃一次，长期坚持就能起到很好的保健作用。

硬皮病：排出毒素，光洁如玉

症状： 皮肤硬，毛孔堵塞，汗排不出来，皮肤光光的，揪
不起来。

方法： 1. 按揉足部肝、肾、脾、大肠等反射区，着重按摩
肺反射区。

2. 每天按揉足跟腱部的皮肤特效区 30 分钟，疏理督
脉及膀胱经。

3. 用配制的苦参药酒涂在皮肤红斑及硬皮部位。皮
肤松软后，再对大椎、肺俞、心俞、肝俞、脾俞、
肾俞、大肠俞等穴位拔罐，并在脾俞、肺俞上运用
生克补泻法。

　　得硬皮病的人的皮肤是硬的，毛孔都给堵上了，汗排不出来。还有的人
手指或者脚趾的末端要经历三种颜色变化，先开始是白的，后来就变得青紫
了，最后却变成了红色。

　　2006 年 7 月初，我接诊了一位女性硬皮病患者。这种病和红斑狼疮、类
风湿一样属于结缔组织疾病。她已经连续发烧 3 个月了，体温经常在 39.2 摄
氏度左右，全身瘙痒，彻夜难眠。住院后，经仪器检查，她身体各项指标都
是阴性，医院不给治。

　　刚到我那儿的时候，她目光呆滞，不爱说话，只是双手不停地挠痒。她家人说，患者原本是个爱说爱笑的人，可是疾病的折磨使她的性格都发生了转变。我见她皮肤上散着猩红点，表皮厚、紧绷着，捏都捏不住，而且鼻尖瘦，指尖皮肤苍白。这个患者说她全身关节疼痛，手腕关节甚至屈伸都困难。

　　接诊后，我首先用足部反射疗法查诊，发现患者肺、肾、肝、脾、大肠等反射区均存在不同程度的阳性反应，或者是有疙瘩，或者是有条棱。我本来想用拔罐的方法治疗，但她皮肤光光的，很严密，根本就没法儿上罐。根据中医"肺朝百脉、主皮毛"的说法，我在她足部的肝、肾、脾、大肠等反射区按摩，并且着重加强对肺反射区的按摩，促进升清降浊。

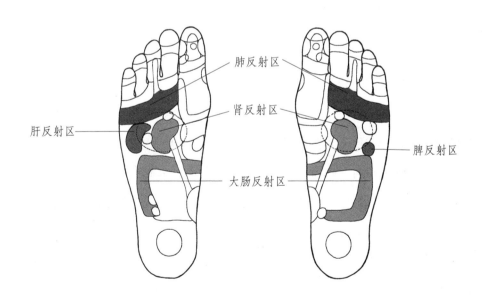

着重按摩肺反射区，可升清降浊。

另外，在足部还增加了对其他一些反射区和效应点的按摩。足两踝后跟腱部有一个皮肤特效区，每次做足部反射疗法的同时，我都着重加强对这个特效区的刺激。治疗中还采用了对督脉及膀胱经疏理的方法，以达到平衡阴阳、顺化五行的目的。

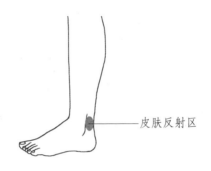

皮肤反射区

善用皮肤特效区，皮肤光洁如玉。

第一天治疗后，家属反映，她以前老是失眠，这下总算能睡一个好觉了。连续治疗3天后，她的睡眠质量提高了，也开始有了食欲。我把配制的苦参药酒擦在她皮肤的红斑及硬皮部位。擦了几天后，她的皮肤开始松软，这时再取大椎、肺俞、心俞、肝俞、脾俞、肾俞、大肠俞等穴位进行经络拔罐，一天拔一次。另外，我还在她脾俞、肺俞进行生克补泻疗法，加强标本兼治，患者的病情迅速得到了缓解。治疗15天后，患者开始拉黑绿色脓状大便，大约持续排了一年半的时间，大便才恢复正常的颜色和气味。这说明她体内的毒素淤积非常严重。

在3个月的综合治疗中，我还加上心理治疗，让患者看到生活的希望，她的性格也变得越来越开朗了。

治疗以后，追踪病情11年，没有任何复发的迹象，这对我来说是一个莫

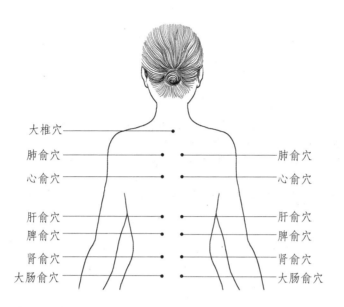

大椎穴

肺俞穴　　　　　　　　　　　　　　肺俞穴

心俞穴　　　　　　　　　　　　　　心俞穴

肝俞穴　　　　　　　　　　　　　　肝俞穴

脾俞穴　　　　　　　　　　　　　　脾俞穴

肾俞穴　　　　　　　　　　　　　　肾俞穴

大肠俞穴　　　　　　　　　　　　　大肠俞穴

梳理督脉和膀胱经，可使阴阳平衡。

大的鼓舞。

　　有时候人的满足感的获得很简单，能帮别人解除病痛并看到他们脸上的笑容就是我的福气了。

附录 人体反射区综合疗法一览表

症　状	反射区综合疗法	索　引
脖子酸，僵硬，转头时嘎巴响，不自觉地想甩脖子	1. 在颈部刮痧，刮到出现紫红色或紫黑色痧点，等痧褪完以后再刮，直到痧变成正常的红色。 2. 脖子后面如有一块很硬很凉的肌肉，用梅花针重点在此点刺放血。 3. 把装着大盐粒的布袋子放在微波炉里加热，每天睡觉时枕在脖子下面。	P094
落枕，颈肩部不舒服，肩部肌肉高高耸起	1. 从风府到大椎分9点，每点做按揉，顺9逆6，做9遍。 2. 落枕一侧，从风池到肩根分6点，每点做顺9逆6，做6遍。 注意：不要过度劳累，加强锻炼和滋补。	P098
抬胳膊有针扎的感觉，肩部发凉	1. 身体紧贴着墙，手指爬墙，爬到最高点，再慢慢按原路返回。在做的过程中，手臂不能抬起来。 2. 在最痛点周围上下左右分4个点，在每个点按揉，顺转9圈，逆转6圈，最后在中间痛点做顺36逆24。 3. 在肩部拔罐，顺着骨缝走罐，之后再把6个小罐密排上，拔10分钟。 4. 把烤热的土豆搁在肩膀上，每天一次，连续3~5次。	P100
背部酸痛，怕冷	1. 在大椎、肺俞、肝俞、长强拔罐，然后分别按揉这几个穴位，顺9圈逆6圈。 2. 分别在大肠、肺、心、胆、肾、胃的反射区做生克补泻法。 3. 把报纸卷成一个纸棒，用布袋装起来，敲打后背。	P105
两个肩膀一高一低，"S"形脊柱，含胸，肩颈毛病	1. 推背疏松关节，把双肩尽量往后掰。 2. 揉搓第二掌骨反射区上有沙粒、硬结和凹陷的地方。 3. 按摩足部的肺、肾、肝、脾反射区。 4. 美颈健背操（详见内文）。	P109
网球肘，肘部酸痛、冷、胀，肌肉拘挛，肘关节外侧疼痛，拿东西没力气	1. 在小臂上找到最痛点，并在痛点的上下左右分4点，分别按揉，顺时针9圈，逆时针6圈。再在痛点做顺36逆24，最后拍打几下。 2. 花椒（最好是川椒）加盐洗泡。	P116

症　状	反射区综合疗法	索　引
外伤、生气或劳累等引起的胸胁痛，肋软骨发炎，岔气，闪腰	1. 在身体的痛处和脚上的肋骨反射区的最痛点，分别用生克补泻法进行按揉、刺激。 2. 在后背的肾俞和痛处拔罐，拔 15~20 分钟。	P118
骨质增生、骨刺、椎间盘突出、椎管狭窄等各种腰疼	1. 在命门和肾俞拔罐。 2. 沿着脊柱两侧拔罐，拔 10 分钟左右，然后逐渐增加时间。 3. 在腰上最痛的点附近定上下左右 4 个点，分别按揉，顺 9 逆 6（或顺 36 逆 24），然后在中间做顺 36 逆 24（或顺 90 逆 60），最后敲打 81 下。 注意：调理期间改睡硬板床。	P121
手脚发胀，关节不灵活，晨起时尤其明显	1. 经常泡脚，在水中放入一把粗盐、50 克川椒或少量宽筋藤、伸筋草、红花、鸡血藤等。 2. 隔三岔五梳理一下全足反射区。 3. 在肺俞或膻中穴拔罐，3 分钟左右即可。 注意：泡脚时用塑料布或者其他比较密闭的布罩住泡脚盆和两条腿，用热气蒸脚，效果更佳。	P124
手脚颤抖、麻木、方向感差，足部出现较为明显的痴呆线	1. 花椒泡水煮开，放至温热泡脚，同时按摩足部的颈椎、胸椎、腰椎、肩、肘、膝、小脑、臀部、坐骨神经反射区各 3 分钟。 2. 在环跳穴附近寻找痛点，然后两手内外劳宫穴相对，用一只手的小鱼际在痛点的上下左右分别按揉，顺 9 圈逆 6 圈，中间最痛点按揉顺 36 圈逆 24 圈。 3. 在环跳穴和承扶穴拔罐。	P126
手脚冰凉	1. 每天做全足按摩，重点梳理脚上的内分泌和生殖反射区，每次 3 分钟。 2. 桑叶煮水泡脚。 3. 在背部走罐。	P130
腿脚无名肿痛，不能着地，另一条腿的痛点处摸上去感觉有疙瘩、条索、硬物或沙粒状的东西	在肿腿相对的那条腿的相应部位找到痛点，分别按揉痛点的上下左右 4 个点，顺 9 逆 6，最后按揉痛点，顺 36 逆 24，再敲打痛点 81 下。做完后在患处涂抹云南白药。 注意：调理后不要做剧烈运动，多休息。	P132

症　状	反射区综合疗法	索　引
腿脚抽筋	1. 泡脚时放入等量的伸筋草、宽筋藤、藏红花，泡到小腿，每天泡半小时。 2. 从上往下推小腿肚子，或用另外一只脚的脚后跟蹬。 3. 突然抽筋时先把腿绷紧，脚趾上挑，然后将脚使劲往回扳，一两分钟后即可缓解。 4. 在腿脚上的痛点周围做生克补泻法，并在丰隆、承山、委阳、殷门、承扶、环跳等穴位拔罐，每次拔 10 分钟左右。 注意：平时注意防寒保暖，不要盲目补钙。	P134
脚后跟痛	1. 在痛脚同侧手的大鱼际边上找到痛点，先在痛点周围点揉，顺 9 圈，逆 6 圈，再在痛点重力按揉 60 下。 2.5 斤醋，不加水，煮开放凉后泡脚，连续泡 5 天。 3. 每天按揉足跟 20 分钟。	P137
踝关节扭伤	1. 先冰敷，再找到患脚的痛点，在另外一只脚相应的位置按摩 20 分钟。 2. 把樟脑泡在 75% 的酒精里至全部溶化，用此药酒擦患处。	P140
烫伤、刀伤	把三七植物的叶子搓烂，敷在伤处。	P142
腓肠肌痉挛，坐姿不当导致的腰疼，脊柱、盆骨受损	1. 每天按揉小腿肚 5~10 分钟。 2. 每天用藏红花或伸筋草各 20 克泡脚 30 分钟。 3. 在腰疼处的脊柱两旁用拇指找出最疼的点，用生克补泻法进行定点按揉。 注意：改掉跷二郎腿、坐姿不正等不良问题，经常活动。	P143
长期关节酸痛，风湿性关节炎，膝关节骨质增生，髌骨软化等	1. 按揉脚下的膝关节、肩关节、髋关节、肾脏反射区各 9 下，重复 3~5 次。 2. 用宽筋藤、鸡血藤或透骨草、防风等药物来泡脚，每次至少 30 分钟。	P145
痛风，膝盖、关节、脚趾疼痛，红肿，活动受限，关节局部皮肤出现脱屑和瘙痒，严重的甚至会发黑	1. 做全足梳理，重点梳理泌尿系统反射区。做完后大量喝水，车前草水尤佳。 2. 用 50 克车前草煮水泡脚，一天泡 2~3 次。 3. 车前子碾成粉末用温醋搅匀，敷在脚心上，12 小时后取下。 注意：喝浓汤、吃海鲜之前喝点车前草沏的水，可以分解嘌呤、预防痛风。	P148

症　状	反射区综合疗法	索　引
股骨头坏死	1. 按揉足部的上身淋巴、下身淋巴、胸部淋巴、肾上腺、脾、甲状旁腺等反射区。 2. 从小脚趾的根部开始，推向脚腕处的踝关节，每一根脚趾推 9 下，然后按揉小腿上的三阴交，再沿着膀胱经从承山穴一直揉到委中穴。 3. 对整个腿部进行推筋，揉散股骨关节的痛点。 4. 从委中穴到承扶穴分成 9 点，每一点做顺 9 逆 6；从股骨关节到阳陵泉分成 6 点，如前按揉；从内髋关节到阴陵泉穴，分成 4 点，如前按揉。 5. 在环跳穴附近找痛点，然后在上下左右分别做顺 36 逆 24，当中做顺 90 逆 60，然后在四边各敲击 9 下，在中间敲击 81 下。	P150
急性结膜炎（红眼病），白眼球发红、眼睛疼、眼皮肿、眼睛里老是长黏糊糊的东西	1. 用刮痧板点揉攒竹、睛明、四白、太阳、丝竹空各 36 下。 2. 刮拭曲池、外关、合谷 15 分钟。 3. 将泡发、泡软的大生地在眼睑外敷一晚，连续敷 3 宿。 注意：千万不要遮住得病的眼，更不要热敷。	P156
耳鸣、舌红、眼充血	1. 点按脚上的耳反射区。左边耳鸣做右脚，右边耳鸣做左脚。 2. 点按手少阳三焦经的外关穴和中渚穴。 3. 点按耳部内耳穴。 4. 把双手劳宫穴放到双耳上，用食指轻轻叩击头部玉枕、风池、脑户等穴位 20 ~ 40 下。	P158
流鼻血	1. 将独头蒜拍碎，搁在脚心。左鼻孔流血贴在右脚心；右鼻孔流血贴在左脚心。 2. 用冷毛巾敷头部，并用双指点按鼻子两侧的迎香穴 3~5 分钟，这个方法可以应急。 注意：出鼻血时千万不可头向后仰，也不可以仰卧。	P163
鼻炎，老流鼻涕、不通气、打呼噜	1. 刮脚部的鼻、支气管、气管、肺、胸部淋巴、上下颌反射区，每天半小时。 2. 在肺俞穴、天府穴和曲池穴同时拔罐，每次拔 10 ~15 分钟，每天拔 1 次。 3. 大拇指推按手脚上的鼻区，每天各推 36 下。 4. 每天用手指点揉迎香穴 36 下。	P165

症　状	反射区综合疗法	索　引
牙疼	1. 哪颗牙疼就掐按手上相应的牙反射区（详见内文）。 2. 在下关穴附近的痛点按揉，顺 36 圈，逆 24 圈，每天 2~3 次。	P170
口疮，口腔溃疡	1. 敲打小腿上的胃反射区 100 下，按揉脾经上的血海、三阴交两穴以及脾经上的痛点各 2 分钟。 2. 口服云南白药，每次 0.75 克，每日 4 次。溃疡消失后，每次 0.5 克，每日 3 次，服半个月巩固疗效。 3. 云南白药直接涂擦患处，每日 3~5 次，直至溃疡愈合。	P173
口臭，嘴里面好像有一团火，睡觉爱流口水	10 克生石膏沏水，反复冲服，一天一杯，连喝 3 天。	P175
偏头痛	1. 推按胆囊穴，每天 15 分钟。 2. 找到头上的痛点，做生克补泻法。 3. 左侧偏头痛，就沿左耳耳郭外围的曲线分 9 点，每点顺时针按揉 9 遍；右侧偏头痛，就把右耳耳郭的外围曲线分 6 点，每点逆时针按揉 6 遍。 4. 掐按食指靠近拇指的第二指关节处，专治前额疼；掐中指指关节桡侧，治头顶疼；掐无名指尺侧，治头对侧的颞部疼痛；掐小指的尺侧，治脑后部疼。	P177
脑贫血头晕	用两勺白糖沏浓水喝，发病时即用即好。	P182
高血压头晕	用大拇指和中指轻抚另外一只手中指的两个侧面，从指尖到指根轻抚 81 下。	P183
精神紧张头晕	用大拇指按揉 5 个穴位，在风府穴顺转 9 圈、左承灵顺转 27 圈、神庭逆转 12 圈、百会顺转 45 圈、右承灵逆转 24 圈。这几个穴位的前后顺序不能变。最后用十指指肚敲打整个头部 2 分钟。	P184
晕车	在内耳迷路反射区从脚跟向脚趾方向推按，每天坚持做 36 下。	P184

症　状	反射区综合疗法		索　引
风寒感冒：浑身发冷，流清涕	用鲜姜片煮水泡脚30分钟。	1.做背部按摩，从大椎推到长强，再从长强推到命门。 2.按摩足下肾上腺、脾、淋巴、肺、气管、支气管反射区。	P186
风热感冒：便秘，喉咙痛	用菊花、金银花煮水泡脚30分钟。	3.把砭石分别放在大椎、肺俞、天宗、天突等穴位。如果头痛，要在印堂和太阳穴放上砭石块；鼻塞不通的，在鼻子两侧的迎香穴都贴上砭石块。	
失眠、精神不振、莫名紧张、走神、没食欲、头疼、健忘、心烦	1.在脚后跟的安眠特效点往前推36下。 2.一只手抓住5个脚趾，用另外一只手的掌心对五趾前额摩擦，顺时针转36圈。 3.在头部的风府穴上按揉，顺9逆36；在左承灵穴按揉，顺27逆48；在神庭穴按揉，逆12顺63；在百会穴按揉，顺45逆60；在右承灵穴按揉，逆24顺81，以上几个穴位按先后顺序做。 4.每天点按耳朵上的神门穴30下。 5.每天用吴茱萸泡脚20分钟或用温醋调和吴茱萸粉，外敷脚心，坚持1~2周。 注意：以上方法请任意组合。		P191
嗜睡，整天睡不醒	1.在脚后跟的安眠特效点往后推。 2.按揉足部甲状腺反射区，每天20分钟。		P199
青春痘、痤疮	1.每星期挑破脊柱两旁各四指宽区域内的两个丘疹，挤出黄色液体。 2.30克白果压碎，用75%的酒精密封炮制一周，用炮制好的药液涂擦患处，每天2~3次，坚持半个月。 3.在大椎、肺俞、脾俞处拔罐。		P202
起痱子	1.开水沏盐，凉到温凉的时候洗患处，每天洗3~4次，每次15分钟。 2.用六一散代替痱子粉。		P204

症　状	反射区综合疗法	索　引
牛皮癣等顽癣	1. 每天泡脚 30 分钟，在足部的肾、输尿管、膀胱反射区、免疫系统反射区各按揉 108 下。 2. 在背部的脾俞、肺俞拔罐 40 分钟左右，连续拔 10 天。 3. 在长癣部位用砭石等工具刮、摩。 4. 每天用两只手在两脚踝骨后面，从下往上使劲挤按 100 下。	P206
手癣（鹅掌风），手上的皮特别厚、发痒、发红、有裂口	蛇床子、苦参、白鲜皮各 60 克，生百部、白术、黄柏、雄黄粉、硫黄粉各 20 克，每天用温水煮开，凉到温热后泡手半小时。	P209
耳朵、手、脚长冻疮	1. 用醋泡手脚，涂抹耳朵，再用塑料手套闷起来，坚持 12 小时。 2. 把 20～30 个红尖辣椒泡在水里 10 分钟，煮开，水稍温后泡脚，治脚上的冻疮。 3. 如果冻疮已溃烂，就把新鲜的山楂搁进冰箱里，冻硬以后拿出来煮水，用煮烂的山楂擦冻伤的地方。	P210
身上长瘊子、扁平疣	用醋泡 7 个生鸡蛋，泡 7 天后煮熟吃蛋，一次吃完，或者分几次吃。	P212
荨麻疹，全身瘙痒，有一片一片的鲜红色不规则风团	蛇床子 30 克，明矾 30 克，百部 30 克，花椒 30 克，苦参 30 克，煮水泡澡，一天洗两次，洗完后盖被，微汗。	P213
带状疱疹，多在额头、颈部、腰间、大腿外部起水泡，基本是环状的	1. 吃云南白药的保险子，每天 1 个。云南白药胶囊，每次 1~2 粒。 2. 用云南白药粉末和香油调开，涂在痛处，不分次数，直到痊愈。 注意：吃云南白药期间不要吃鱼和蚕豆。	P215
硬皮病，皮肤硬，毛孔堵塞，汗排不出来，皮肤光光的，揪不起来	1. 按揉足部肝、肾、脾、大肠等反射区，着重按摩肺反射区。 2. 每天按揉足跟腱部的皮肤特效区 30 分钟，疏理督脉及膀胱经。 3. 用配制的苦参药酒涂在皮肤红斑及硬皮部位。皮肤松软后，再对大椎、肺俞、心俞、肝俞、脾俞、肾俞、大肠俞等穴位拔罐，并在脾俞、肺俞上运用生克补泻法。	P216